Lenbet

Lotta schläft – endlich!

Autorenportrait

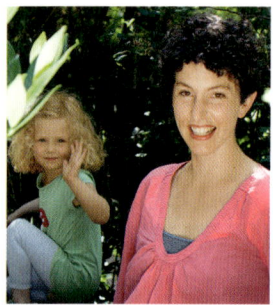

Heidelberg – Ankara. Die Kindheit und Jugend von Aylin Lenbet spielte sich in zwei Städten und zwei Kulturen ab. Wie Menschen in unterschiedlichen Gesellschaften gleiche Dinge ganz unterschiedlich handhaben, das hat sie tagtäglich erfahren. Dogmen, unumstößliche Prinzipien und starre Regeln wirkten auf sie daher schon immer lebensfern. Als Aylin Lenbet mit Mitte 30 das erste Mal Mutter wurde, war sie überrascht, wie verunsichert viele Eltern in Deutschland mit ihren Kindern umgehen – besonders beim Thema Schlaf. Das beschäftigte sie so sehr, dass sie sich kurzerhand entschloss, ein Buch zu schreiben, in dem sie über die verbreiteten Irrtümer zum Babyschlaf aufklärt und junge Eltern darin bestärkt, sich selbst zu vertrauen. Die Diplom-Psychologin kommt beruflich eigentlich aus einer ganz anderen Ecke. Sie ist Coach und arbeitet mit Führungskräften zu Themen wie Kommunikation, Work-Life-Balance und berufliche Veränderung. Da wie dort – sie setzt sich immer dafür ein, dass Menschen wieder lernen, auf sich zu hören und nicht nur auf das, was Berater, der Markt oder sonstige Experten sagen. Aylin Lenbet lebt mit ihrem Mann und ihren beiden Töchtern in Berlin-Kreuzberg.

Für Selma und Clara

Vielen Dank an
Rhoda, Mirka, Ewa, Pamela, Marina, Noriko Ishida, Tomoko, Noriko, Annette, Vivien, Fabian, Boris, Michael und ganz besonders an Barbara – meine Mama

Aylin Lenbet

Lotta schläft –
endlich!

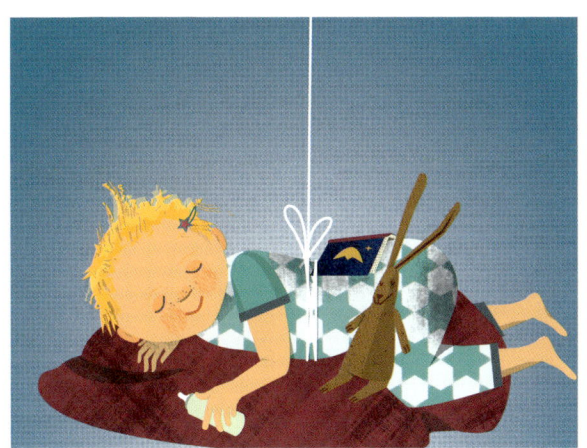

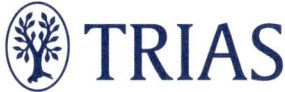

SPECIAL

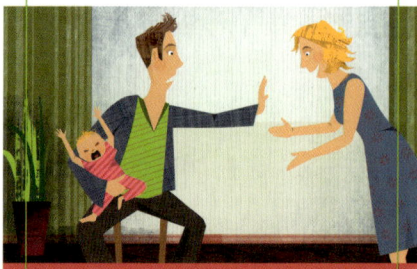

SPECIAL

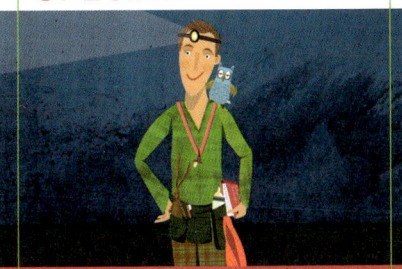

Liebe Leserinnen, liebe Leser

als sich die Chance auftat, für den Trias Verlag dieses Buch zu schreiben, war unsere Tochter, Clara, gerade drei Monate alt geworden. Ich dachte – spannendes Projekt, aber soll ich's tun? Clara ist noch so klein. Auf der anderen Seite ist genau das genial – ich durchlebe hautnah und in Echtzeit praktisch alles, was ich da zu Papier bringe. Außerdem schreibe ich ja nicht das erste Mal über den Babyschlaf und Clara ist auch nicht unser erstes Baby (Selma, unsere „Große", ist vier). Ich tu's! Meine Mutter (ja, ich gehöre zu den Glücklichen, die eine tatkräftige Mutter an ihrer Seite haben) spielte mit. In der Zeit, in der ich schrieb, kümmerte sie sich um Clara.

In meiner Rechnung fehlte allerdings ein entscheidender Punkt. Als ich mit dem Schreiben startete, war ich davon ausgegangen, dass Clara und damit auch ich in Sachen Schlaf durch das Ärgste durch sind. Das war ein Irrtum. Es ging erst richtig los. Und ich war für die Nächte zuständig. Mein Mann musste schließlich „richtig" arbeiten gehen. Ich hatte ja nur meine Schreiberei und die Kinder.

Manchmal fand ich's lustig, dass gerade ich ein Buch über den Babyschlaf schreiben sollte – wo doch mein Baby nachts überhaupt nicht schlafen wollte. Und manchmal habe ich geheult und war fest davon überzeugt, dass ich dieses Buch nicht schreiben kann – weil ich an Claras Schlaf fast verzweifelte. Ich sollte es mir wohl mit dem Thema nicht zu leicht machen. Das ist angekommen.

Mittlerweile ist Clara 14 Monate und schläft – ich traue dem Ganzen selbst noch nicht so recht – prima. So wurde die Sache dann doch noch rund und ich bin mit dem Babyschlaf wieder versöhnt. Nach neun Monaten ist das Buch zum Termin zur Welt gekommen – ich finde mein Baby toll, aber ich bin ja auch die Mutter. Ich hoffe, auch Sie werden Ihre Freude daran haben und an der einen oder anderen Stelle die passende Inspiration finden.

Berlin, im Sommer 2012
Aylin Lenbet

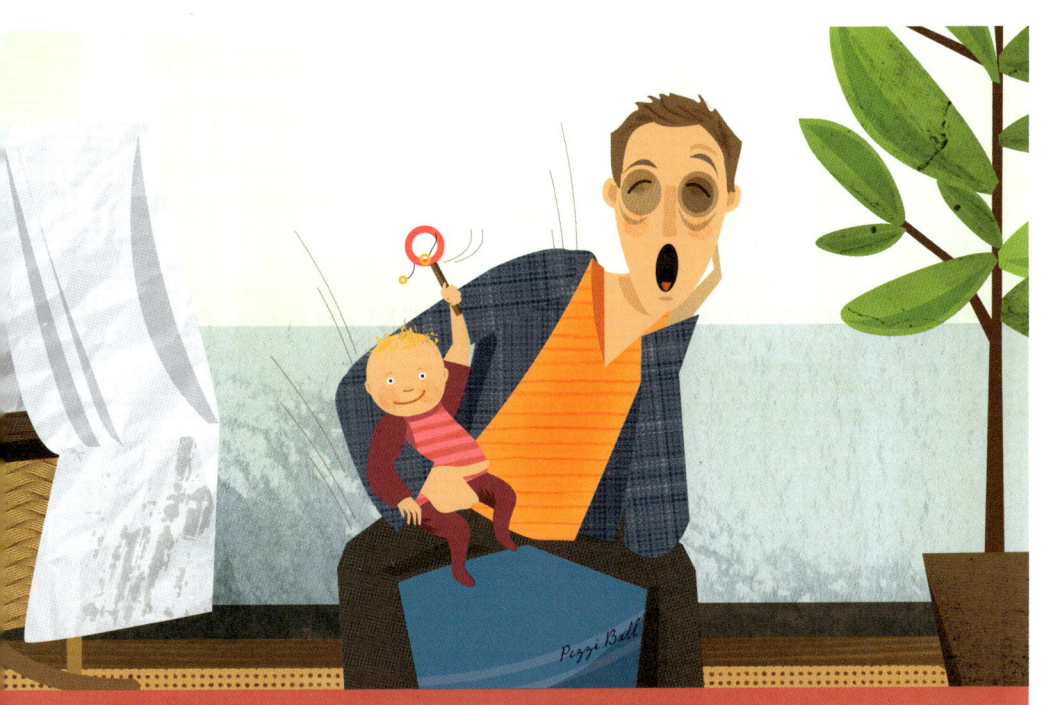

Lotta schläft ein

Ein Baby zum Schlafen zu bringen –
das ist oft Schwerstarbeit für alle
Beteiligten. Aber wo lohnt sich die
Schufterei, wenn nicht hier?

Die Sehnsucht nach dem Patentrezept

Warum fällt es Babys bloß so unglaublich schwer, einzuschlafen? Ist das normal oder machen wir Eltern heutzutage irgendetwas grundlegend falsch? Also Oma hatte diese Probleme nicht!

Selma, unsere Erstgeborene, brachte uns an den Rand der Verzweiflung. Es dauerte immer eine Ewigkeit, bis sie eingeschlafen war und es verlangte dazu auch noch vollen Körpereinsatz. Ich will gar nicht wissen, wie viel Zeit mein Mann und ich in ihrem ersten Lebensjahr damit verbracht haben, sie durch die Wohnung zu tragen – tanzend, hüpfend und schlurfend –, geschweige denn, wie viele Kilometer dabei insgesamt zurückgelegt wurden. Und die gefühlt zehntausend vergeblichen Versuche, sie abzulegen …. Na ja, wer behauptet schon, dass es einfach ist, ein Baby aufzuziehen. Alles andere als hilfreich sind in dieser Lebenslage die vielen gut gemeinten Ratschläge, die man von allen Seiten – natürlich ungefragt – erhält. Die eigene Mutter, der Schwiegervater, die Nachbarin, der Kollege, die Kassiererin, der Kellner – jeder weiß es am besten, denn jeder ist schließlich Experte in Sachen Baby! „Lass das Kind bloß nicht an der Brust einschlafen. Trag es nicht so viel rum. Lass es ruhig mal liegen, es beruhigt sich schon wieder. Still es doch nicht ständig …" Ich hätte manchen Experten am liebsten den Hals umgedreht, wahrscheinlich auch deshalb, weil die selbst ernannten Fachleute es oft genug geschafft haben, mich mit ihrem Gequatsche zu verunsichern.

Wie sehr haben mein Mann und ich uns damals eine einfache „Baby-Einschlaf-Gebrauchsanweisung" gewünscht – ein Patentrezept! So eins, wie es meine Oma mit ihren sechs Kindern hatte. Nach dem Motto: Es gibt keinen ernst zu nehmenden Grund, warum ein Baby nicht schlafen sollte, wenn es gegessen hat, wohl temperiert, frisch gewickelt und gesund ist. Wenn es dann trotzdem noch schreit – ist doch gut für die Lungen! Meine Oma war eine bewundernswerte, liebevolle Frau. Sie hat sich einfach an das gehalten, was früher üblich war. Zum Glück wissen wir heute (wieder) mehr über Babys und gehen anders mit ihnen um.

Dass es kein einfaches Patentrezept geben kann, war meinem Mann und mir daher schon klar. Es ging ja um unser Baby und nicht um einen Apfelkuchen, der bei gleichen Zutaten, Mengen und Backbedingungen immer gelingt. Aber noch heute lockt der Großteil der Ratgeberliteratur mit der Behauptung, sie hätte die ultimative Einschlafmethode, die bei allen Babys funktioniere. Kein Wunder – wenn der Frust über die Schlafgewohnheiten des Nachwuchses zu groß wird, werden auch Eltern anfällig für wohlige Versprechungen und glauben an einfache Lösungen. Tatsächlich bringen sie aber nichts – zumindest nichts Gutes.

Mit Clara – unserer zweiten Tochter – klappte vieles besser. Und das nicht, weil sie weniger anspruchsvoll war, was das Schlafen angeht – im Gegenteil! Von we-

gen die zweiten sind pflegeleichter .... Wir konnten aber besser mit der Situation umgehen und haben uns (meistens) nicht verrückt gemacht. Es ist eben das zweite Kind. Wir waren von Anfang an erfahrener und hatten akzeptiert, dass Babys nicht so schlafen wie Erwachsene. Anders war aber vor allem, dass wir uns selbst vertraut haben und unserem Gefühl gefolgt sind. Diese ganzen Erwartungen – wie, wann und wo soll das Baby schlafen – waren uns inzwischen egal und wir hatten keine Angst mehr, etwas falsch zu machen. Denn eins kann ich Ihnen versichern – alles ist erlaubt, solange wir die Bedürfnisse der Babys und unsere eigenen ernst nehmen. Und noch etwas hat uns beim zweiten Mal geholfen: die Gewissheit, dass die anstrengenden Abende und schlaflosen Nächte ein Ende haben.

Auch Lotta – die Heldin dieses Buches – ist nicht ohne, wenn es ums Schlafen geht. Davon können Katrin und Christian – ihre Eltern – ein Liedchen singen ...

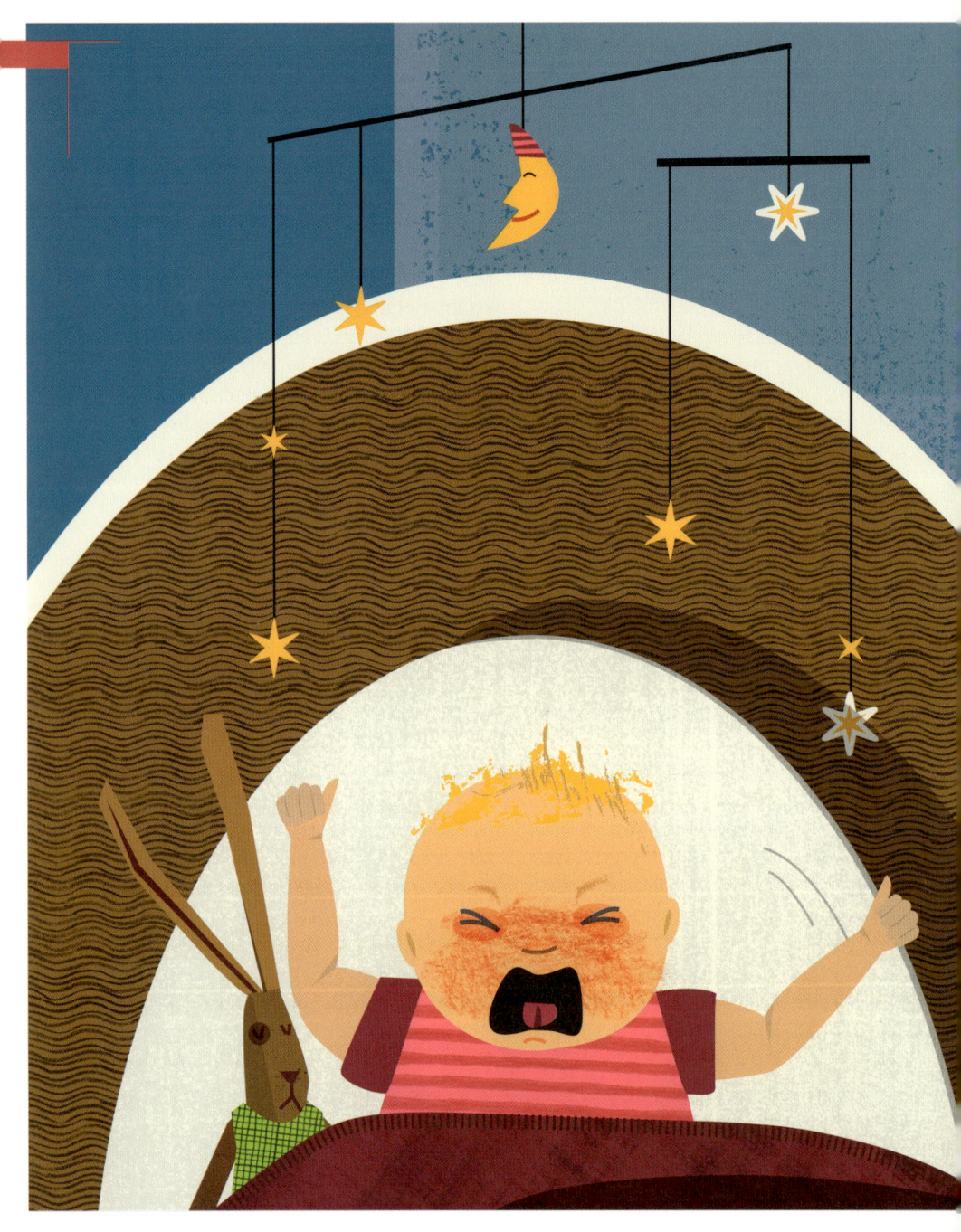

Mission – Lotta beruhigen

Katrin und Christian sind überglücklich mit ihrer Lotta. Auch wenn die beiden sich nicht im Ansatz vorgestellt haben, wie anstrengend so ein kleines Baby ist. Lotta ist nun fast drei Wochen alt und zwei Fragen drücken die beiden Eltern aktuell ganz besonders:

Lotta beruhigen – wie geht das?

„Oh Mann – was hat sie bloß? Warum weint sie die ganze Zeit?" Katrin stehen die Tränen in den Augen. Seit zwei Stunden weint Lotta fast ununterbrochen. Sie und Christian wechseln sich mit Lotta ab, tragen sie herum, tanzen mit ihr, singen ihr vor, versuchen das Ganze im Liegen. Aber Lotta lässt sich nicht beruhigen. Christian läuft mit der schreienden Lotta herum. „Ich versteh das nicht, die ersten zehn Tage nach der Geburt lief doch alles super – da ist sie sofort eingeschlafen, wenn du sie gestillt hast." Seit einer Woche ist Lotta total unruhig und selbst das Stillen beruhigt sie nicht. Besonders nachmittags und am Abend weint sie viel. „Ich glaube ja wirklich, dass Lotta müde ist, aber warum kämpft sie so gegen das Schlafen an?"

Susanne, die Retterin

Am nächsten Tag kommt Katrins Hebamme, Susanne, vorbei – Katrin und Christian sind heilfroh, dass sie jemanden haben, den sie um Rat fragen können. „Es ist völlig normal, dass Babys in den ersten drei Monaten unruhig werden und weinen – meistens nachmittags oder abends. Dieses Weinen oder Schreien nennt man auch unspezifisches Schreien – es ist nicht immer klar, was die Kleinen tatsächlich plagt. Ihr macht das super – ihr zeigt Lotta, dass ihr für sie da seid und tröstet sie, so gut es geht." Schon alleine Susannes Stimme wirkt auf Katrin und Christian beruhigend – auch Lotta liegt ganz ruhig und friedlich in Katrins Arm. „Habt ihr schon mal ein Tragetuch ausprobiert? Viele Babys beruhigen sich ziemlich schnell, wenn sie ganz eng am Körper getragen werden." „Super – wir haben eins. Zeigst du uns, wie man es bindet?" Katrin schöpft wieder Hoffnung. „Klar. Und was ist mit dem Gymnastikball dort – habt ihr schon mal geschaut, wie Lotta das findet, wenn ihr mit ihr auf dem Ball wippt?" Christian schaut Katrin fragend an. Die schüttelt den Kopf. „Probiert das mal aus. Manche Babys mögen es sogar besonders wild! Wichtig ist nur, dass ihr dabei Lottas Köpfchen gut festhaltet."

Tragetuch und Gymnastikball

Das Gespräch mit Susanne hat Katrin und Christian sehr geholfen. Sie packen Lotta jetzt ganz oft ins Tragetuch (ist ganz einfach, wenn man weiß, wie) – nicht nur dann, wenn sie weint. Lotta findet das klasse! Wenn sie aufgebracht ist, dauert es mit Tuch meistens nicht einmal zwei Minuten und Lotta entspannt sich. Abends geht Christian gerne mit Lotta im Tragetuch spazieren. Dann kommt die abendliche Unruhe oft gar nicht auf und Lotta schläft friedlich ein. Manchmal ist Lotta aber so aufgedreht, dass Katrin oder Christian sich mit Lotta (mal mit, mal ohne Tragetuch) auf den Gymnastikball setzen und auf und ab wippen. Das wirkt bei Lotta wirklich Wunder!

Was tun gegen Bauchschmerzen?

„Es ist wirklich schlimm – Lotta schreit seit ein paar Tagen manchmal so sehr, dass wir uns echt Sorgen machen. Sie verkrampft sich dabei und zieht ihre Beinchen zum Bauch. Zwischendurch ist mal kurz Ruhe und dann geht es wieder los. Das ganze dauert dann ein bis zwei Stunden – meistens ist das am Abend. Ich glaube wirklich, dass sie Schmerzen hat."

Lottas Kinderarzt legt Hand an

Dr. Sonntag – Lottas Kinderarzt – untersucht Lotta, die gerade ganz friedlich ist, während er Katrin zuhört. „Lotta hat Blähungen – die plagen viele Babys in den ersten acht Wochen." Dr. Sonntag nimmt Lotta und legt sie auf seinen Unterarm, sodass ihr Kopf an der Armbeuge liegt und ihr Bauch auf seiner Hand. Mit dem freien Arm stützt er Lotta seitlich ab. „Probieren Sie das nächste Mal den Fliegergriff, wenn Lotta Bauchschmerzen hat – das hilft." Er legt Lotta vorsichtig mit dem Rücken auf die Untersuchungsliege und fasst ihre Beinchen an den Fesseln. „Und dann können Sie noch Lottas Bauch massieren." Dr. Sonntag winkelt Lottas Beinchen an, bis die Oberschenkel gegen den Bauch drücken. Dann zieht er sie wieder vorsichtig zu sich. Die Knie bleiben dabei ein wenig angewinkelt. „Das ganze wiederholen Sie ein paar Mal. Und Sie können mit Lottas angewinkelten Beinchen im Uhrzeigersinn kreisen, sodass die Oberschenkel immer wieder den Bauch massieren."

Fliegergriff und Massage im Einsatz

Katrin geht mit Lotta erleichtert aus der Praxis. Lotta hat nichts „Schlimmes" und sie weiß, was sie bei der nächsten Bauchschmerzattacke tun kann. Gleich am selben Abend hat Katrin die Gelegenheit, ihr neues Wissen anzuwenden. Lotta hat wieder Blähungen. Katrin trägt Lotta im Fliegergriff umher und anschließend massiert sie sie. Es hilft. Besonders die Massage tut Lotta gut! Sie hält ganz still und lässt alles mit sich machen – und pupst dabei ganz ordentlich!

Was für ein Typ sind Sie?

Ja genau – jetzt geht es erst einmal um Sie! Warum? Sie sollen sich als Eltern ein Stückchen besser kennenlernen. Natürlich kommt es beim Einschlafen in erster Linie auf Ihr Kind an – welche Bedürfnisse, Vorlieben, Eigenarten es hat. Aber solange Sie nicht wirklich wissen, was Ihnen wichtig ist, welche Bedürfnisse und Prioritäten Sie haben, werden Sie immer wieder unsicher sein, ob Sie alles richtig machen. Und das wirkt sich direkt auf den sensiblen Schlaf Ihres Babys aus. Ich halte es für wichtig, den eigenen Betreuungsstil zu kennen und ihn bewusst zu leben. Denn am besten ist man immer dann, wenn man seinem Typ treu bleibt.

Seitdem ich selbst Kinder habe, begegne ich immer und überall Eltern – in der Kita, auf dem Spielplatz, in Krabbel-, Musik- oder Turngruppen – und natürlich nimmt auch in unserem Freundes- und Bekanntenkreis die Anzahl der Eltern laufend zu. Da ich sehr gerne beobachte, schaue ich mir eben seit ein paar Jahren diese allgegenwärtigen Mütter und Väter genau an. Mir ist dabei aufgefallen, dass sich Eltern hierzulande relativ einfach in drei Typen einteilen lassen, die ich Strukturisten, Empathisten und Spontanisten nenne.

Natürlich bilden diese drei Typen nicht den gesamten Artenreichtum der Eltern ab. Es gibt viele Mischformen – meistens hat man sogar von jedem Typ etwas in sich. Einer dominiert aber immer. Ganz wichtig: Keiner dieser Elterntypen ist besser oder schlechter als der andere! Diese überspitzte Kategorisierung kann Ihnen dabei helfen, Ihr Verhalten als Eltern besser zu verstehen. Übrigens – es ist gut möglich, dass Sie nicht der gleiche Elterntyp sind wie Ihr Partner. Die Wahrscheinlichkeit ist sogar recht groß.

Die Strukturisten: Wir machen alles nach Plan!

Strukturisten planen gerne und sind bestens organisiert. Sie bestimmen für ihr Baby einen Tagesablauf mit festgelegten Essen- und Schlafenszeiten und regelmäßigem Einschlafritual. Sie gewöhnen es scheinbar mühelos an die Abläufe und halten sich selbst konsequent daran. Im Haushalt eines Strukturisten gibt es klare Regeln. Vor jedem Essen werden die Hände gewaschen, Fernsehen gibt es nicht und wenn, dann nur das Sandmännchen, vor dem Zubettgehen wird eine Geschichte vorgelesen und nicht

13

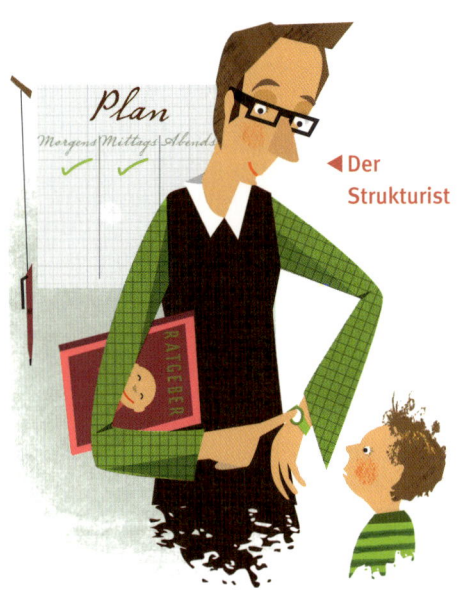

◀ **Der Strukturist**

Strukturisten erkennt man daran, dass sie immer hervorragend informiert sind, was aktuell in Sachen Kinderpflege, -ernährung und -erziehung empfohlen wird und sie halten sich auch konsequent daran. Sie sind diejenigen, die genau wissen, wie man Beikost einführt, wo und wann die besten Babykurse stattfinden und welchen Produkten Ökotest seinen Segen gegeben hat. Sie melden ihre Kinder in den Kitas an, bevor sie auf der Welt sind und sie wissen auch schon vor der Geburt ganz genau, wann sie wieder mit der Arbeit beginnen werden.

Die Vorteile, die Strukturisten für sich verbuchen können, liegen auf der Hand: Es gibt einen eingespielten Rhythmus mit festen, berechenbaren Essens- und Schlafenszeiten. Beruf und Kinder lassen sich auf diese Weise gut vereinbaren. Den Kindern bietet die Struktur Sicherheit und sie hilft ihnen, sich zu orientieren. Allerdings hat das Ganze auch seinen Preis. Damit sich so ein Ablauf einspielt, muss man ihn konsequent einhalten – auf Kosten der Flexibilität. Strukturisten müssen außerdem aufpassen, dass sie mit ihrem Plan ihr Baby nicht überfordern. Der auserkorene Ablauf kann unter Umständen (noch) nicht (oder nicht mehr) zu den Bedürfnissen des Babys passen.

drei etc. Strukturisten ist es wichtig, dass ihr Kind früh lernt, selbstständig zu sein. Sie bringen ihrem Kind mit viel Ausdauer und unumstößlicher Konsequenz bei, alleine einzuschlafen, und wenn es nachts aufwacht, wieder alleine einzuschlafen. Drohen ihre Kinder einzuschlummern, obwohl keine Schlafenszeit ist, werden sie davon abgehalten. Meistens schläft das Kind in seinem eigenen Bett, oft auch schon früh im eigenen Zimmer. Strukturisten schätzen es, wenn Dinge berechenbar sind und ihre definierte Ordnung haben. Dafür sind sie auch bereit, einen hohen Aufwand zu betreiben.

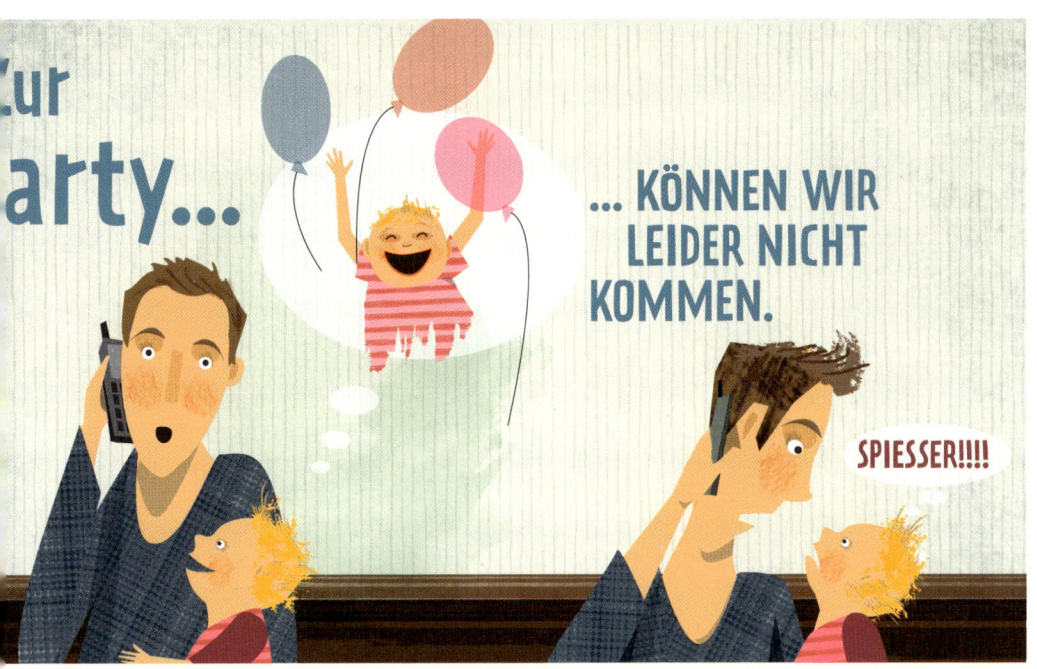

Lotta und ihre Spießer-Eltern

atrin und Christian sind verunsichert. Sie würden Lotta auch gerne einfach
berall mit hinnehmen – so, wie ihre Freunde das mit ihren Kindern tun. Aber
gendwie tun sie sich damit schwer.

D u Evi, es tut uns echt leid – aber wir
werden Samstagabend nicht dabei sein
können. Weißt du, Lotta braucht abends
ihre Ruhe zum Einschlafen – sonst ist sie
echt unausstehlich. Ich finde es total scha-
de – aber vielleicht klappt es ja das nächste
Mal wieder. Vielen Dank noch mal für die
Einladung. Ja – alles klar, mach's gut, Ciao!"

Soll Lotta auf Partys gehen?

Christian legt auf. Das ist jetzt schon die
vierte „Abendveranstaltung", zu der Christian und Katrin nicht gehen werden – Lotta
zu Liebe. Von Evi wissen sie, dass einige
ihrer Freunde sie schon „die Spießer"
nennen. Schließlich nehmen andere Eltern
aus dem Freundeskreis, wie zum Beispiel

15

Lisa und Eddi, ihre Kinder immer mit auf Partys. Katrin und Christian haben Lotta auch schon mal dabei gehabt. Lotta war da gerade mal 14 Tage alt. Sie hatte sich überhaupt nicht wohlgefühlt. Zu Hause kann Lotta einfach am allerbesten entspannen – besonders, wo sie gerade abends immer so unruhig ist. „Jetzt ist Lotta schon fünf Wochen – vielleicht sollten wir mit ihr doch mal wieder ausgehen? Die anderen machen es doch auch und Lotta soll ja kein unflexibler Spießer werden. Was meinst du?" Christian schaut Katrin fragend an. „Ich glaube, das ist noch zu früh. Da tun wir Lotta und auch uns keinen Gefallen mit. Ich weiß auch nicht, warum die anderen ihre Kleinen so locker mitnehmen. Lotta würde bestimmt Schreikrämpfe bekommen bei den vielen Leuten und dem Lärm. Und ich habe keine Lust, mich bei Evi die ganze Zeit verkrampft zu unterhalten, weil ich Angst habe, es wird Lotta zu viel, oder noch besser, die gesamte Party in einem ruhigen Zimmer zu verbringen, während sich die anderen nebenan amüsieren. Aber weißt du was – geh du doch am Samstag zu Evi. Ist doch Quatsch, dass wir beide zu Hause bleiben."

Eltern sind unterschiedlich – und das ist gut so

Am nächsten Tag ist Katrin beim Arzt und blättert in einer Elternzeitschrift. Sie liest in einem Artikel, dass es drei Elterntypen gibt, die alle vollkommen unterschiedliche Prioritäten haben, wobei kein Elterntyp besser oder schlechter ist als der andere. Jetzt wird ihr einiges klar – Lisa und Eddi sind ganz klar Spontanisten. Die leben ihr Leben weiter – auch nach der Geburt ihres Kindes. Das Kind macht einfach alles mit und für „Probleme" werden spontan pragmatische Lösungen gefunden. Sie und Christian sind da ganz anders. Lotta hat ihren Alltag eindeutig verändert! Aber Katrin und Christian stört das nicht – sie stellen sich ganz bewusst auf Lotta ein. Ihnen ist wichtig, dass der Tag für Lotta eine Struktur hat und dass Lottas Bedürfnisse zu jeder Zeit optimal befriedigt werden.

Die Empathisten: Unser Kind sagt uns, was es braucht!

Empathisten machen alles für ihr Baby. Sie orientieren sich konsequent an seinen Bedürfnissen, sie füttern es und lassen es schlafen, wann es will. Sie passen ihr Leben an den Rhythmus ihres Babys an. Empathisten vertrauen Ihrem Kind, dass es sich richtig entwickelt und sind geduldig, wenn ein Entwicklungsschritt mal länger braucht. Und sie vertrauen ihrer Intuition und ihrem Gefühl. Ratgeber interessieren sie meist nicht besonders. Sie verstehen ihr Kind einfach am besten. Daher tun sie sich auch oft schwer, einen Babysitter zu engagieren – wie soll der die Eigenarten und die Sprache ihres Babys verstehen? Regeln gibt es bei Empathisten kaum. Sie lassen ihr Kind essen, wie es will (lieber putzen sie danach die ganze Wohnung und ziehen es komplett um) und sie geben ihrem Kind das zu essen, was es am liebsten mag (auch wenn es nicht gerade der aktuellen Empfehlung der Kinderärzte entspricht). Und schlafen darf das Empathisten-Baby natürlich auch, wo es will. Meistens schläft es im Elternbett oder zumindest im Babybalkon unmittelbar daneben.

Empathisten erkennt man daran, dass sie auf der Straße mit dem einen Arm ihr Baby tragen und mit der anderen Hand den Kinderwagen schieben. Sie versuchen immer, ihrem Kind die komfortabelste Position zu ermöglichen – auch wenn das den eigenen Komfort stark einschränkt. Nie würden sie ihr Kind weinend auch nur eine Sekunde im Kinderwagen vor sich her schieben. Wenn es sein muss, setzen sie sich mitten auf den Gehweg, um ihr Baby zu stillen – es hat ja gerade Hunger. Empathisten würden ihr Baby niemals wecken, weil sie zum Beispiel zu einem Arzttermin müssen. Da wird lieber der Termin verschoben. Für Freunde oder andere Beteiligte können Empathisten manchmal anstrengend

▶ **Die Empathistin**

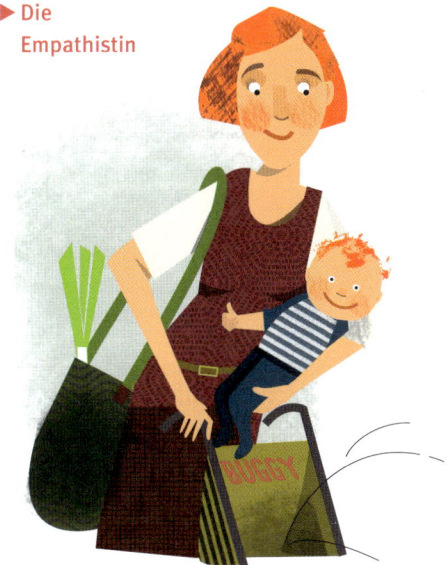

17

sein. Das Wohlbefinden des eigenen Kindes wiegt in der Regel deutlich mehr als die Bedürfnisse oder Wünsche der anderen.

Empathisten-Eltern haben den Vorteil, dass sie ihre Kinder sehr gut kennen und verstehen. Sie beachten ihre Bedürfnisse und Vorlieben und die Kinder haben so die Möglichkeit, ihre Einzigartigkeit voll und ganz zu entfalten. Empathisten richten sich absolut nach ihrem Baby – dadurch besteht die Gefahr, dass sie selbst zu kurz kommen. Zum Beispiel kann es dauern, bis sich ein regelmäßiger Rhythmus bei den Kindern einstellt. Dieser ist dann nicht unbedingt mit dem Berufsleben zu vereinbaren bzw. passt vielleicht nicht zu den eigenen Bedürfnissen. Empathisten sollten daher darauf achten (zumindest mittelfristig), dass sie ihre Bedürfnisse nicht allzu sehr vernachlässigen. Denn Kinder haben ein starkes Bedürfnis nach zufriedenen Eltern!

Die Spontanisten: So wie es eben kommt!

Spontanisten sind flexibel und pragmatisch. Ihr Tagesablauf ist wechselhaft, kurzfristige Programmpunkte bestimmen den Ablauf. Regelmäßige Schlafens- und Essenzeiten gibt es nicht. Auch Ri-

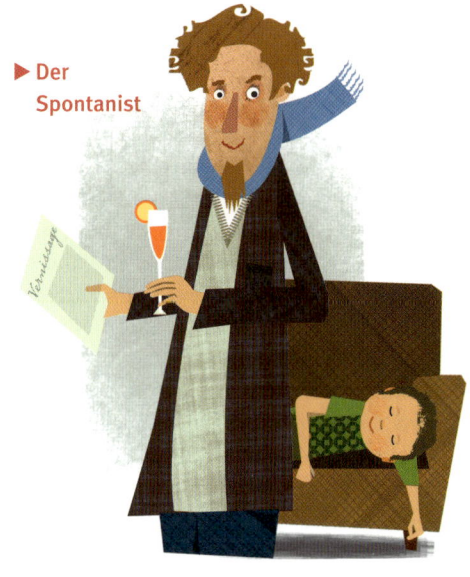

▶ **Der Spontanist**

tuale haben sie kaum. Und Regeln schon gar nicht – die würden sie selbst nicht einhalten können. Spontanisten Eltern leben eigentlich das Leben weiter, das sie vor der Geburt ihres Kindes gelebt haben. Ihr Baby läuft bei allem, was sie tun, einfach mit. Flexibilität ist Spontanisten sehr wichtig. Sie planen ungern, nutzen Gelegenheiten, passen sich wechselnden Umständen an und verlangen das auch von ihren Kindern. Sie haben selten Erziehungsprinzipien, die sie bewusst anwenden, sondern leben ihre Werte vor. Sie sind pragmatisch und unkompliziert und gehen auch mal gerne den Weg des geringsten Widerstands. Konsequenz erleben sie als anstrengend und sie hat für sie auch nicht wirklich Sinn. Wer weiß, ob es morgen passt, wenn das Kind um 20 Uhr ins Bett soll? Das Kind schläft dort, wo es gerade für die Eltern am günstigsten ist. Das kann mal auf dem Sofa, im Auto oder auf Stühlen im Restaurant sein. Und es schläft dann, wenn es eben müde ist. Zu essen bekommt das Kind, was möglichst wenig Umstände macht.

Spontanisten erkennt man daran, dass sie trotz Kinder auf Partys, in Ausstellungen oder Cafés gehen. Entweder nehmen sie ihr Kind mit oder sie organisieren einen Babysitter. Sie parken ihr Kind auch mal gerne vor dem Fernseher – wenn sich dadurch die Lage entspannen lässt.

Kinder von Spontanisten sind in der Regel genügsam. Sie stehen weniger häufig im Mittelpunkt und können sich oft schon früh selbst beschäftigen.

Den Vorteil, den Spontanisten gegenüber anderen Eltern haben: Ihre Kinder gewöhnen sich daran, überall und unter allen Umständen (ein-)zu schlafen und man muss ihnen nicht zu festgelegten Zeiten ein Essen servieren. Von Planabweichungen lassen sie sich nicht so schnell verunsichern. Durch die fehlende Struktur und die wenigen Rituale, kann es den Kindern von Spontanisten an Orientierung fehlen – die müssen die Eltern durch eine starke Präsenz ausgleichen.

Babys schlafen (sich) klug

Jetzt wird's ein bisschen theoretisch. Mich nervt es, immer wieder zu hören, dass Babys ein Schlafproblem haben. Was, es kann nicht alleine einschlafen? Es schläft nicht durch? Oh – da müsst ihr aber was machen … Babys haben kein Schlafproblem. Sie schlafen, wie es sich für Babys gehört. Wenn einer ein Problem hat, dann sind das wir Eltern – weil uns nicht gefällt, wie unsere Babys schlafen. Das ist ja auch wahnsinnig an-

strengend für uns, keine Frage. Gerade für uns Individualisten – wo wir doch in unserem Leben vor der Geburt unseres Kindes weitestgehend selbstbestimmt unseren Launen nachgehen konnten. In kollektivistischen Kulturen wird das Schlafverhalten von Babys nicht als Problem gesehen. Dort sind die Menschen es gewohnt, sich um jemanden zu kümmern und ständig etwas für die Familie oder die Gemeinschaft zu machen.

Lotta und das Elternbett

Lotta schläft nun schon seit ihrer Geburt – das war vor sechs Wochen – neben Katrin im Elternbett. Auf Katrins Seite steht zwar auch ein Babybalkon, aber da liegt Lotta kaum drin ...

Hey Katrin, ich hab echt keinen Platz mehr!" Christian ist genervt. Katrin liegt eindeutig auf seiner Bettseite – und das nicht zum ersten Mal in dieser Nacht. Und auf Katrins Seite? Da liegt Lotta, friedlich schlafend, beide Ärmchen weit von sich gestreckt.

Strukturist und Empathist wollen dasselbe – nur anders

„Ich finde, es ist langsam Zeit, dass Lotta in ihrem eigenen Bett schläft. So wird sie ja nie lernen, allein zu schlafen. Außerdem ist es auf Dauer ganz schön eng, so zu dritt im Bett." Katrin kaut ihren Bissen Frühstückstoast schnell zu Ende. Sie wusste, dass Christian früher oder später damit kommt. „Du bist echt so ein Strukturist! Alleine schlafen – das ist viel zu früh! Außerdem stille ich Lotta drei- bis viermal die Nacht – da ist es einfach am bequemsten, wenn sie direkt neben mir schläft. Oder soll ich sie etwa jedes Mal hin und her betten? Ich will, dass Lotta sich richtig wohl fühlt. Und das tut sie. Dann ist es eben für uns ein Weilchen etwas eng. Aber das ändert sich ja

wieder." „Meine liebe Empathistin – nicht nur du willst, dass Lotta sich wohlfühlt. Aber ich bin bereit, Lotta ein Stückchen mehr Entfernung zuzumuten – nämlich genau 15 Zentimeter. Ich will ja nur, dass sie in ihrem Babybalkon schläft und nicht hinter den sieben Bergen bei den sieben Zwergen. Sie soll lernen, dass sie in ihr Bett gehört." Christian lächelt Katrin an und nimmt sie in den Arm. „Aber was soll's – dann gebe ich Euch beiden eben noch eine kleine Schonfrist."

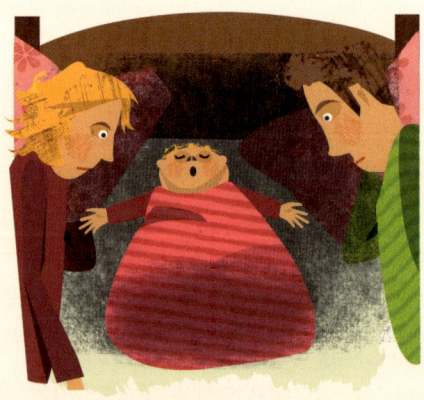

Da fällt es nicht so sehr ins Gewicht, ob man auch noch ein Baby auf dem Arm hat. Außerdem gibt es ja immer noch ein Dutzend Menschen um einen herum, die einem das Baby abnehmen. Anders in unseren Kleinfamilien – da kann das Baby nicht von einem Arm in den anderen wandern. Da ist unser Arm und bestenfalls der unseres Partners – dann ist aber auch meistens Schluss.

Ein paar Fakten zum Babyschlaf sollten Sie kennen. Es fällt dann leichter, Verständnis für Babys aufzubringen und der Versuchung zu widerstehen, sie mal schnell einem Schlaf-Effizienzprogramm zu unterziehen. Sie brauchen sich dann auch keine Sorgen mehr zu machen, Ihr Kind könne unter Umständen das Schlafen nicht lernen. Das wird es – das verspreche ich Ihnen!

Hoher Anteil an leichtem Schlaf

Babys sind mit einem leichten Schlaf ausgestattet. Sie verbringen 50 Prozent ihres Schlafs in der sogenannten REM-Phase (engl. Rapid-Eye-Movement). In dieser Phase ist der Schlaf oberflächlich, die Babys träumen und bewegen dabei die Augen unter den geschlossenen Lidern. Zum Vergleich: Erwachsene haben ungefähr einen Anteil von 25 Prozent

REM-Schlaf. Das bedeutet, Babys verbringen viel mehr Zeit in einem oberflächlichen Schlaf, weshalb sie viel leichter und daher natürlich auch häufiger erwachen.

Oberflächlicher Schlaf beim Einschlafen

Während wir Erwachsene beim Einschlafen direkt in einen tiefen Schlaf fallen, starten Babys mit einer REM-Phase und brauchen mindestens zwanzig Minuten, um in die Tiefschlafphase einzutreten. Kein Wunder also, dass sich ein schlafendes Baby so schwer ablegen lässt. Ist es einmal auf dem Arm eingeschlafen, muss man in der Regel mindestens 20 Minuten warten, bevor man es hinlegen kann, ohne dass es sofort wieder aufwacht.

Kurzer Schlafzyklus

Säuglinge haben einen kürzeren Schlafzyklus als Erwachsene. Während ein Schlafzyklus bei uns 90 Minuten dauert, schläft sich ein Baby in ca. 60 Minuten durch den kompletten Zyklus. Während eines Schlafzyklus werden verschiedene Schlafphasen durchlaufen. Beim Übergang von einer Schlafphase zur anderen ist der Schlaf weniger tief, Aufwachreize dringen leichter zu uns durch und die Gefahr, dass wir aufwachen, ist größer. Da der Schlafzyklus von Babys kürzer ist und sich die Schlafphasen dadurch schneller ablösen, befinden sich Babys öfter in den sogenannten Übergangsphasen. Also noch ein weiterer Grund, warum Babys Schlaf so sensibel ist.

Mit der Zeit verkürzt sich die Menge des leichten Schlafes, der Anteil an tiefem Schlaf nimmt zu und die Schlafzyklen werden insgesamt länger. Babys schlafen dann weniger unruhig und wachen seltener auf. Etwa im Alter von drei Jahren hat sich der Schlaf eines Kindes dem des Erwachsenen angeglichen.

Es ist gut, dass Babys anders schlafen

Durch ihren leichten, unruhigen Schlaf sind Babys in der Lage, frühzeitig mitzuteilen, wenn ihnen etwas fehlt. Sei es, dass sie Hunger haben (die meisten Babys brauchen die ersten sechs Monate nachts etwas zu essen), dass ihnen zu warm oder zu kalt ist oder dass sie nicht gut atmen können. Mit ihrem Schlafverhalten binden Babys ihre Eltern eng an sich. Könnten unsere Babys mühelos alleine einschlafen und durchschlafen, wäre die Gefahr zu groß, dass wir uns zu weit von ihnen entfernen und nicht mitbekommen, wenn sie Hilfe brauchen.

WISSEN

Endlich ablegen – aber wie?

Ob Ihr Baby tief genug schläft, um es ablegen zu können, erkennen Sie daran, dass sein Ärmchen wie ein nasser Waschlappen herunterfällt, wenn Sie es anheben und dann loslassen. Und ist Ihr Baby nach dem Hinlegen doch wieder dabei, aufzuwachen, hilft es, wenn Sie ihm eine Weile rhythmisch seinen Popo tätscheln oder wackeln (ca. 80 Klopfer/Wackler pro Minute – das entspricht plus/minus dem Herzschlag). Am besten lassen Sie dann Ihre Hand noch ein bisschen am Körper Ihres Babys ruhen, bevor Sie sie langsam wegnehmen. Und wenn überhaupt nichts hilft – dann legen Sie sich einfach mit Ihrem schlafenden Kind auf dem Bauch – so gemütlich wie möglich – auf das Sofa. Die verordnete „Zwangspause" wird Ihnen ganz bestimmt nicht schaden.

WISSEN

Bauch-, Seiten- oder Rückenlage?

Babys sollen in Rückenlage schlafen – so lautet die derzeitige Empfehlung. Der Plötzliche Kindstod kommt bei Babys, die auf dem Rücken schlafen, etwas weniger häufig vor. Solange meine Kinder sich nicht selbst bewegen konnten, habe ich sie in die Position gebracht, in der sie am besten schlafen konnten. Das war bei beiden die Seiten- und die Bauchlage. Diese Entscheidung muss jeder für sich selbst treffen. Ich finde es sinnvoll, die Liegepositionen abzuwechseln – mal Rücken, mal Bauch, mal rechte, mal linke Seite. Auf diese Weise wird der noch sehr weiche Kopf der Babys nicht einseitig verformt. Viele Babys, die immer auf dem Rücken liegen, haben Verformungen am Hinterkopf. Wenn Sie das Risiko vom Plötzlichen Kindstod weiter reduzieren wollen, achten Sie darauf, dass es Ihrem Baby beim Schlafen nicht zu warm wird und dass es in einer rauchfreien Umgebung schläft.

Es gibt aber noch einen entscheidenden Vorteil des Babyschlafs: REM-Schlaf beschleunigt die Entwicklung des Gehirns. Die ausgeprägte Durchblutung des Gehirns während der REM-Schlaf-Phasen führt zu einem verstärkten Wachstum von Neuronen. Unsere Babys schlafen sich auf diese Weise klug!

Müssen Sie Ihrem Kind das Schlafen beibringen?

Nein, das müssen Sie nicht. Das, was wir unter richtigem Schlafen verstehen, nämlich im Liegen schlafen, schnell einschlafen und dann durchschlafen, lernen Kinder von ganz alleine. Wenn sie dazu reif sind. Sie können sich also beruhigt zurücklehnen und warten, bis Ihr Kind irgendwann alleine einschläft und durchschläft. Warum dann das ganze Theater um den Babyschlaf?

Na ja, es kann sich ganz schön ziehen, bis ein Kind zumindest annähernd so schläft wie ein Erwachsener. Sie können großes Glück haben und Ihr Baby ist mit vier Monaten schon ein „großer" Schläfer. Viel häufiger ist es aber so, dass selbst Dreijährige nicht alleine einschlafen und nachts noch regelmäßig aufwachen. In den Schlaf getragen werden wollen die meisten Kinder nicht mehr, wenn sie laufen können – also zwischen 12 und 18 Monaten. Das alles dauert vielen (vor allem Strukturisten) Eltern einfach zu lange. Sie wollen den ganzen Prozess beschleunigen und üben mit ihrem Baby das Einschlafen im Liegen, das Durchschlafen oder das alleine Einschlafen. Es kann aber auch sein, dass die Belastung durch die schlaflosen Nächte so groß ist, dass Eltern beschließen, ihrem Kind Schlaf-Nachhilfe zu geben. Warum auch immer Sie Ihrem Kind das erwachsene Schlafen vorzeitig beibringen wollen – fangen Sie nicht zu früh damit an (niemals vor dem dritten Monat!). Der biologische Reifungsprozess kann nicht beeinflusst werden. Was Sie erreichen, sind höchstens kurzfristige Erfolge und mit Sicherheit viel unnötiger und belastender Stress für Sie und Ihr Kind. Sie können aber den vorhandenen Reifegrad optimal ausnutzen und im richtigen Moment die passenden Maßnahmen in Richtung Selbstständigkeit unternehmen.

Der Erfolg Ihrer Schlaf-Nachhilfe ist von Ihrer Konsequenz (hier haben es die Strukturisten leichter), von Ihrem persönlichen Leidensdruck – und von der Persönlichkeit Ihres Kindes abhängig. Mehr Informationen rund um das Thema „Schlafen üben" gibt es unter „Selbstständig einschlafen – um jeden Preis?" (siehe Seite 47).

Was ist Ihr Job rund um den Schlaf Ihres Babys?

Beim Babyschlaf geht es natürlich nicht nur um den Ablauf eines biologischen Prozesses. Als Eltern spielen wir eine ganz entscheidende Rolle, wenn es darum geht, dass unsere Kinder ein gesundes Schlafverhalten entwickeln. Wir sollten nur weniger Lehrer oder Trainer sein und vielmehr Trostspender und Mutmacher.

Es ist unheimlich wichtig, dass wir Eltern den Schlaf unserer Kinder einfühlsam begleiten – und zwar solange wie sie es brauchen. Was heißt das konkret? Das heißt, dass Sie Ihrem Kind Tag für Tag, Nacht für Nacht geduldig und ohne Druck helfen, sich zu beruhigen und zu entspannen, damit es ohne Angst und Sorgen einschlafen kann, in der Gewissheit, dass Sie für es da sind, wenn es Sie braucht. Den Empathisten unter Ihnen wird das leicht fallen – aber auch Strukturisten und Spontanisten können das. Nur durch seine Eltern kann ein Kind erfahren, dass Schlafen etwas Wunderbares ist. Unzählige schöne, wohlige Erinnerungen wird es damit verbinden, die es sein Leben lang mit sich trägt. Schlafprobleme im Erwachsenenalter wird es kaum entwickeln. Das ist ein einzigartiges Geschenk.

Lernen Sie Ihr Kind kennen

So, jetzt ist Ihr Baby dran. Sie wollen ja, dass Ihr Baby zufrieden (und am besten mühelos) einschläft. Damit es das tut, muss es entspannt sein – nur leider sind Babys häufig, wenn sie müde sind, alles andere als entspannt. Man muss sie also erst einmal in einen Zustand einer gewissen Gelassenheit bringen. Das gelingt dann relativ einfach, wenn man sein Baby richtig gut kennt.

Wie gut kennen Sie Ihr Baby? Können Sie ohne weiteres unterscheiden, ob es Hunger hat, ob es von Bauch- oder Zahnschmerzen geplagt wird oder ob es müde ist? Wenn Sie das nicht immer so eindeutig sagen können, dann beobachten Sie Ihr Kind ab sofort ganz bewusst. Was macht es genau, wenn es unruhig ist oder weint? Macht es seinen Körper steif, zieht es die Beinchen an, dreht es sich immer wieder zu Ihnen hin oder nimmt es sein Fäustchen in den Mund? Was bedeuten diese Zeichen? Sind das Zeichen für Hunger, Bauch- oder Zahnschmerzen, Müdigkeit oder einfach für allgemeine Unruhe? Finden Sie es heraus!

Und wie reagiert es auf Ihre „Beruhigungsmaßnahmen"? Auf welche Art von Beruhigung steht Ihr Kind? Ist es eins von den Babys, die die ganze Zeit bewegt werden wollen oder möchte Ihr Baby einfach nur ruhig im Arm gehalten werden? Was genau müssen Sie tun, damit sich Ihr Baby dem Schlaf hingibt?

Wie zeigt Ihr Baby, dass es müde ist?

Gähnen, Augen reiben, Blick abwenden, quengelig sein – das sind so die typischen Dinge, die Babys tun, wenn sie müde sind. Es kann aber auch sein, dass Ihr Baby gar nicht so typisch ist. Was genau macht Ihr Baby, wenn es müde ist? Vielleicht lutscht es an seiner Hand oder an seinem Daumen, vielleicht weint es auf eine ganz bestimmte Art und Weise oder es nestelt an seiner Kleidung herum. Wenn Sie die Zeichen lesen können, sind Sie klar im Vorteil. In der Regel gibt es nämlich ein Zeitfenster von zehn bis fünfzehn Minuten, in dem Babys recht leicht einschlafen können, wenn sie müde sind. Lassen Sie diese „optimale Einschlafzeit" verstreichen, ist der Aufwand wesentlich größer, Ihr Baby zum Schlafen zu bewegen. Also, starten Sie nicht erst noch ein großes Programm

(Baden, Windeln wechseln, Schlafanzug anziehen, in den Schlafsack packen, …), wenn Sie sehen, dass Ihr Baby müde ist, sondern schauen Sie, dass sie es so schnell wie möglich zum Schlafen bringen. Wenn Ihr Baby schon etwas größer ist und einen Rhythmus hat, dann wissen Sie ja, zu welcher Zeit es gewöhnlich müde wird. Dann ist es kein Problem, die Zubettgeh-Vorbereitungen und das Einschlafritual auf die „optimale Einschlafzeit" auszurichten. Selbstverständlich (wie sollte es auch anders sein) gibt es auch die Kinder, bei denen so ein Zeitfenster scheinbar nicht existiert – oder es ist so kurz oder so flüchtig, dass man es ständig verpasst.

Wie kann sich Ihr Baby am besten entspannen?

Sie waren auch einmal ein Baby. Sicher – das ist schon eine ganze Weile her. Versuchen Sie trotzdem einmal, sich in Ihre Babyzeit zurückzuversetzen. Das meine ich ernst. Auch wenn Sie sich nicht mehr konkret daran erinnern können: Sie haben ein unbewusstes Wissen darüber, auch Intuition oder umgangssprachlich Bauchgefühl genannt. Was genau brauchen Sie, um als Baby zufrieden einschlafen zu können? Schließen Sie die Augen und spüren Sie in sich hinein.

Die Umstellung in Sachen Schlaf ist für ein Baby nicht gerade einfach. Bisher war es im Bauch seiner Mutter warm umhüllt, es wurde ständig hin und her geschaukelt und es gab eine angenehm rauschende Geräuschkulisse, hin und wieder begleitet von den Stimmen der Eltern. Es ist also nicht schwer nachzuvollziehen, dass kaum ein Baby davon begeistert ist, wenn man es in ein hübsch dekoriertes Babybettchen legt, es zum Schlafen sich selbst überlässt und dann auch noch die Geräuschkulisse völlig zurückfährt.

Babys entspannen sich am besten, wenn die Bedingungen denen im Bauch ähneln. Und nur wenn sie gelassen sind, können Babys gut einschlafen – da geht es uns Erwachsenen nicht anders. Was konnten Sie bereits bei Ihrem Kind beobachten? Wird es ruhiger, wenn Sie es auf dem Arm herumtragen und ein Lied dabei singen? Oder mag Ihr Kleines es eher wild und es beruhigt sich erst, wenn Sie mit ihm einen echten Affentanz aufführen? Beruhigt es sich am besten bei einer bestimmten Musik? Unsere Kleine schlief zum Beispiel über Monate verlässlich auf Michael Jacksons „Wanna Be Startin' Somethin'" ein – fragen Sie nicht, wie wir darauf gekommen sind. Vielleicht chillt Ihr Baby auch am liebsten in einer Hängematte?

Lotta reibt sich ihr Ohr

Wenn Lotta müde ist, merkt man ihr das ziemlich gut an. Katrin ist froh, als sie diese Entdeckung macht – und erleichtert, dass nichts anderes dahinter steckt.

Lotta quengelt jetzt schon seit einer halben Stunde. Egal was Katrin macht – Lotta findet es blöd. Sie kann doch nicht schon wieder müde sein – sie hat gerade zwei Stunden geschlafen. Katrin beobachtet, dass sich Lotta immer wieder mit ihrer Hand das Öhrchen reibt. Ob sie Ohrenschmerzen hat? Katrin unternimmt einen weiteren Versuch, Lotta zu beruhigen. Sie steckt sie ins Tragetuch. Eine Minute später schläft Lotta.

In den nächsten Tagen beobachtet Katrin Lotta ganz genau, wenn sie unruhig ist. Und tatsächlich. Immer wenn Lotta sich das Ohr reibt und Katrin sie dann in das Tragetuch packt, schläft sie sofort ein. Lotta hat also keine Ohrenschmerzen – Lotta reibt ihre Ohren, weil sie müde ist.

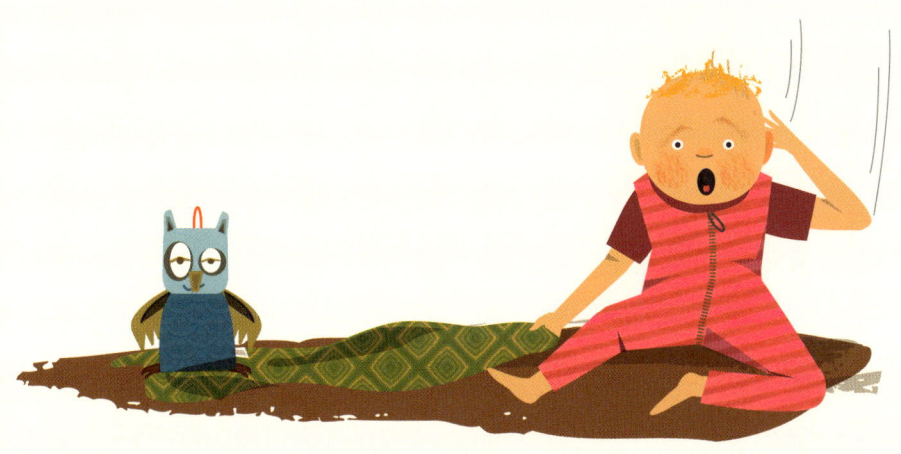

Einige Eltern machen auch gute Erfahrungen mit dem Pucken. Da werden die Babys in ein Tuch gewickelt, sodass die Beine (je nach Technik auch die Arme) fixiert sind. Geeignet ist diese Wickeltechnik allerdings nur für kleine Babys – ca. bis zur achten Woche. Meine Kinder mochten das Pucken nicht, sie wollten lieber im Tragetuch eng am Körper getragen werden.

In der folgenden Tabelle finden Sie die Top Ten der Baby-Beruhigungshilfen. Sie sehen dort auch welche Methoden wel-

Top Ten Baby-Relaxing

Beruhigungshilfen	Körperkontakt	Bewegung	Enge	Geräusche, Stimmen, Rhythmen	Saugen
Stillen bzw. Milchflasche geben	x	–	x	–	x
Tragen, vor allem im Tragetuch	x	x	x	–	–
Hüpfen auf dem Gymnastikball	x	x	x	–	–
Tanzen zu Musik	x	x	x	x	–
Auto fahren	–	x	x	x	–
Spazieren mit Kinderwagen	–	x	–	x	–
Schaukeln und Wippen	–	x	–	–	–
Schnuller	–	–	–	–	x
Popo tätscheln oder wackeln	–	x	–	x	–
Rhythmisches Singen	–	–	–	x	–

che Baby-Vorlieben bedienen. Schön zu erkennen ist, dass Beruhigung bei Babys meistens kaum etwas mit Ruhe und Stillstand zu tun hat. Bei den jungen Babys kommen oft sogar die wildesten Kombinationen sehr gut an: Baby im Tragetuch, Eltern hüpfen auf dem Gymnastikball, singen kraftvoll einen monotonen Rhythmus und klopfen dabei im Takt auf den Rücken oder Popo ihres Babys!

In welcher Umgebung kann Ihr Baby gut einschlafen?

Auch die unmittelbare Umgebung spielt eine Rolle, wenn es um das Einschlafen geht. Es gibt jede Menge Varianten, die Sie ausprobieren können:

- **Hell oder dunkel.** Fühlt sich Ihr Baby wohl, wenn es hell ist oder kann es sich im Dunkeln besser entspannen und einschlafen? Vielleicht ist es ihm aber auch herzlich egal.

- **Laut oder leise.** Manche Babys mögen es laut – andere lieben es leise. Beobachten Sie Ihr Kind, ob es sich zum Beispiel gut entspannen kann, wenn Sie Freunde zu einem Fußball-Länderspiel zu sich einladen. Das gibt es. Genauso wie Babys, die den Staubsauger oder den Föhn lieben. Beide Geräte geben ein Rauschen von sich – weißes

---

WISSEN

Der Babybalkon

Der Babybalkon ist für ein Baby ein prima Ort zum Schlafen. Diese Art Babygitterbett steht direkt neben dem Elternbett, ist daran befestigt und zur Elternbettseite offen. So ist Ihr Baby ganz nah bei Ihnen, Sie können es nachts ohne große Umstände stillen und trotzdem haben Sie Ihr Bett für sich. Den Babybalkon können Sie sich auch „selbst bauen": Sie nehmen ein einfaches Gitterbett, lassen auf der einen Seite das Gitter weg und passen mit ein paar neuen Bohrlöchern die Höhe an die Liegefläche Ihres Bettes an. Den Zwischenraum füllen Sie mit einer Decke aus.

Rauschen genannt – das anscheinend der Geräuschkulisse im Mutterleib ähnelt.

- **Liegend oder getragen.** Kann sich Ihr Kind am besten entspannen, wenn es getragen wird? Im Tragetuch, in einer Babytrage (Infos zu Tragesystemen im Kasten) oder am besten direkt im Arm? Schläft Ihr Baby am liebsten im Liegen ein, in seinem Bettchen, in Ihrem Bett, in der Hängematte oder auf der Couch im Wohnzimmer? Und auf welchem Untergrund? Vielleicht auf einem von Ihnen getragenen T-Shirt oder auf einer kuscheligen Babydecke?

- **Draußen oder drinnen.** Manche Kinder schlafen gerne und gut zu Hause ein, andere bestehen auf einen Spaziergang an der frischen Luft. Schläft Ihr Kind am besten im Kinderwagen ein? Muss dieser immer in Bewegung bleiben oder dürfen Sie sich auch mal ins Café setzen und in Ruhe in die Zeitung schauen? Oder verlangt Ihr Baby auch draußen den direkten Körperkontakt und will lieber getragen werden? Finden Sie es heraus.

Wie verändern sich die Bedürfnisse Ihres Babys?

Da ist man gerade unglaublich froh, eine super Einschlaftechnik gefunden zu haben, und plötzlich, es sind gerade mal zwei Wochen vergangen, wehrt sich das kleine Ding mit Händen und Füßen gegen die eben noch prima funktionierende Technik. Leider ist das so – die Bedürfnisse ändern sich und es bleibt Ihnen nichts anderes übrig, als Ihr Einschlafrezept regelmäßig anzupassen. Besonders in den ersten drei Monaten ist Ihr Einfallsreichtum immer wieder neu gefragt. Es ist völlig normal, dass Abläufe, Beruhigungsmaßnahmen oder

WISSEN

Babytragen

Babys sind Traglinge – das geht ganz schön auf die Arme! Zum Glück gibt es viele verschiedene Tragehilfen. Da ist für jeden Geschmack etwas dabei. Ich habe sehr gute Erfahrungen mit dem Tragesack Glückskäfer und dem elastischen Tragetuch von Hoppediz gemacht – beide Tragehilfen eignen sich vor allem für Babys bis fünf Monate. Der Glückkäfer ist besonders zu empfehlen für diejenigen, die

keine Lust haben, mit einem langen Tragetuch herumzuhantieren. Für zu Hause finde ich Slings (zum Beispiel von Wallaboo oder Hoppediz) sehr praktisch. Da kann man die Kleinen einfach reinstecken und muss nichts binden oder zumachen. Ein sehr gutes und beliebtes Tragesystem ist auch der Manduca. Er eignet sich ab der Geburt und man kann mit ihm die Kinder tragen, bis sie vier Jahre alt sind.

sonstige „Tricks", die eine ganze Weile gut geklappt haben, plötzlich nicht mehr funktionieren. Seien Sie nicht enttäuscht, wenn Ihr Baby bisher im Liegen eingeschlafen ist und auf einmal danach verlangt, auf dem Arm in den Schlaf geschaukelt zu werden. Das heißt nicht, dass es das nun für immer und ewig braucht – es braucht es eben jetzt, in dieser Phase.

Zerbrechen Sie sich also nicht unnötig den Kopf, wie Sie Ihrem Kind später die „schlechten Gewohnheiten", wie zum Beispiel das „In-den-Schlaf-Stillen" oder das „In-den-Schlaf-Tragen" wieder abgewöhnen. Was morgen ist, können Sie heute sowieso nicht vorhersehen. Als Spontanist oder Empathist haben Sie damit wahrscheinlich kein großes Problem. Sie werden höchstens hin und wieder von ein paar Gewissensbissen geplagt, weil Sie sich nicht an die allgemeinen Empfehlungen halten. Besonders dann, wenn Ihre Mutter oder eine Bekannte Sie mal wieder darauf aufmerksam machen, dass Sie das Kind verwöhnen und Sie diese Suppe später bestimmt werden auslöffeln müssen. Strukturisten allerdings neigen dazu, Warnungen sehr ernst zu nehmen, und tun alles, damit sich keine potenziell schlechten Gewohnheiten einschleichen. Es ist nicht schlimm, wenn Sie das tun. Aber auch einem Strukturisten tut es mal gut, sich nicht gegen jede Eventualität abzusichern und nicht auf jeden kleinen „Rückschlag" mit einer Gegenmaßnahme zu reagieren. Seien Sie froh, wenn Sie ein Einschlafrezept haben, das heute gut klappt und Ihnen und Ihrem Kind guttut. Genießen Sie es!

Katrin kann's – aber Christian will es auch können

Lotta, mittlerweile zwei Monate alt, ist nicht immer leicht zu beruhigen – da muss man schon genau, wissen, wie man's macht. Da Katrin die meiste Zeit mit Lotta verbringt (Christian arbeitet tagsüber), ist sie darin einfach sehr routiniert. Aber auch Christian will Lotta beruhigen können – wenn er nur dürfte ...

Christian, so kriegst du sie nicht beruhigt – das hab ich schon ausprobiert. Nimm sie lieber so." Und schon hat Katrin Christian die kreischende Lotta aus dem Arm genommen und zeigt ihm, wie er Lotta am besten halten soll. „Siehst du, so klappt es im Moment eigentlich immer ganz gut. Weißt du, jetzt ist sie gerade so schön ruhig – lass sie einfach bei mir, ich mach das schon. Ich glaube, sie schläft gleich ein."

Christian kommt sich blöd vor

Es nervt ihn, dass Katrin ihm ständig Lotta abnimmt, wenn er es nicht schafft, sie innerhalb von zwei Sekunden zu beruhigen. Bei Katrin beruhigt sich Lotta tatsächlich meistens sofort. Aber wie soll er es denn lernen, wenn er nie die Gelegenheit dazu bekommt? Und dann beschwert sich Katrin auch noch regelmäßig, dass er ihr Lotta viel zu selten abnimmt. Wie soll er Katrin entlasten, wenn er ständig unter Beobachtung steht und immer davor Angst haben muss, dass Katrin ihn zurechtweist, weil er sich mal wieder nicht richtig um Lotta gekümmert hat? Katrin kommt gerade aus dem Schlafzimmer, wo sie die schlafende Lotta ins Bett gelegt hat. Christian spürt, dass er seinen Frust loswerden muss.

Christian setzt seine Papa-Rechte durch

„Katrin, ich möchte nicht, dass du mir Lotta abnimmst, wenn sie sich nicht innerhalb von zwei Sekunden bei mir beruhigt oder wenn ich irgendetwas anders mache als du. Ich bin Lottas Vater und ich möchte meine Tochter auch gut beruhigen können. Und du musst mir dazu die Chance geben. Ich finde es völlig in Ordnung, wenn du mir mal einen Tipp gibst, aber du musst mir auch zugestehen, dass ich es vielleicht ein wenig anders mache als du." Katrin hat sich mittlerweile neben Christian auf das

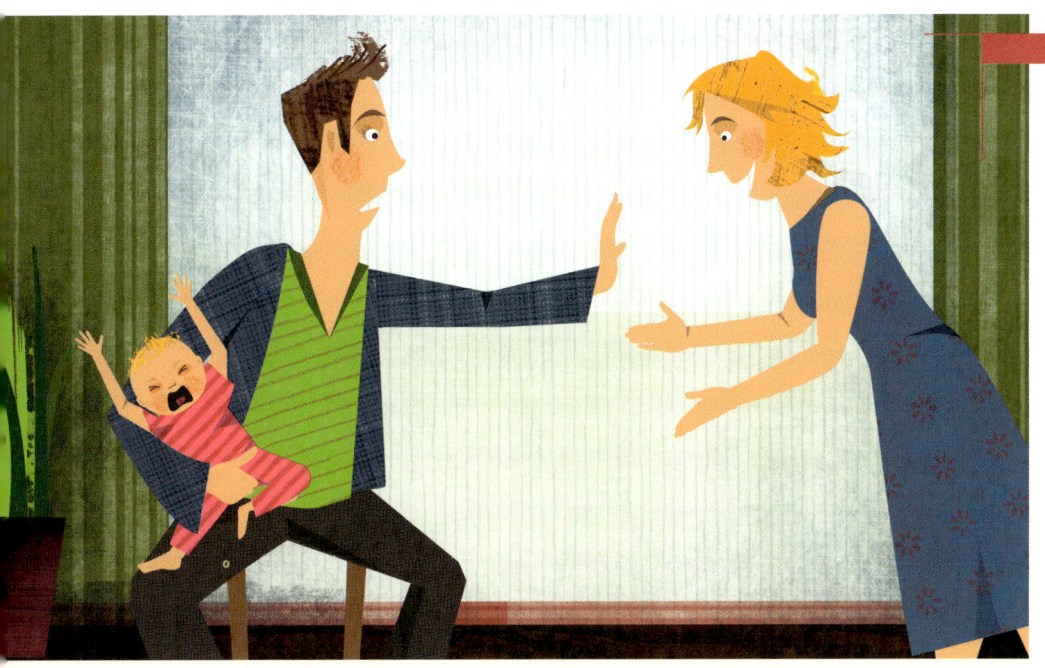

Sofa gesetzt. Ihr ist das gerade ziemlich unangenehm. „Christian, du hast völlig recht. Mir ist das auch schon aufgefallen, dass ich schnell dabei bin, dir Lotta wegzunehmen. Das tut mir echt leid. Das ist wahrscheinlich einfach so ein Mutter-Impuls. Aber ich verspreche dir – ich werde mich in Zukunft zurückhalten. Ich weiß ja, dass du alles machst, damit es Lotta gutgeht. Und natürlich ist es auch für mich einfacher, wenn du öfter mal das Lotta-Beruhigen übernimmst. Ich will das ja auch!" „Bähhhhhhhh." Lotta weint – Katrin springt auf. Christian hält ihre Hand fest. „Halt – ich mach das schon." Katrin setzt sich wieder. „Ach ja. Na gut. Aber wenn du Hilfe brauchst, sag Bescheid! Und – Christian, probier es auch mal mit dem Schnuller. Das hat vorhin geklappt!"

Den Rhythmus finden

Nach etwa drei Monaten ist Schluss mit dem Ausnahmezustand – na ja, vielleicht haben sich zumindest ein paar Routinen eingestellt und Ihr Baby hat so etwas wie einen Schlaf-wach-Rhythmus entwickelt. Den können Sie jetzt mit Ritualen und Schlafgewohnheiten weiter ausbauen.

In den ersten drei Monaten ist es Babys ziemlich egal, ob nun Tag oder Nacht ist – sie schlafen am Tage wie in der Nacht in etwa gleich viel. Nach drei Monaten verlagert sich der Schlaf immer mehr in die Nachtstunden und die Babys sind tagsüber häufiger wach. Langsam zeigen sich regelmäßigere Einschlaf- und Aufwachzeiten. Die Schläfchen am Tage finden immer häufiger zur gleichen Zeit statt und auch abends werden die Babys meist zur gleichen Zeit müde. Die Kleinen passen sich an das Leben außerhalb des Bauchs an. Je nachdem, zu welchem Elterntyp Sie gehören, werden Sie sich nun ein paar Gedanken machen, wie Sie diesen Rhythmus fördern oder vielleicht sogar beeinflussen können. Die Spontanisten unter Ihnen wird das nicht sonderlich interessieren und auch als Empathist brennt Ihnen dieses Thema nicht gerade unter den Nägeln. Da hierzulande aber die Sturkturisten in der Überzahl sind, werde ich diese Frage natürlich ausführlich behandeln.

Der Rhythmus steckt im Blut

Würden Sie nichts weiter tun, außer auf die Schlafbedürfnisse Ihres Babys einzugehen, so würde es irgendwann einen recht zuverlässigen Schlaf-wach-Rhythmus entwickeln – genauso machen es die Empathisten. Aber was heißt irgendwann? Es kommt eben auf Ihr Kind an. Jedes Kind trägt zwar einen Rhythmus in sich, aber bei dem einen zeigt er sich mit drei Monaten, bei dem anderen erst so richtig mit einem Jahr. Es kann also dauern. Auch die Zuverlässigkeit des Rhythmus unterscheidet sich von Kind zu Kind – das eine Kind lebt seinen Rhythmus wie ein Schweizer Uhrwerk und fordert ihn mit Nachdruck ein. Das andere Kind hat zwar auch bestimmte Zeiten, zu denen es müde wird. Wenn Sie es aber mal später ins Bett bringen, beschwert es sich nicht.

Möchten Sie Ihrem Kind auf die Sprünge helfen oder seinen Rhythmus an Ihren Tagesablauf anpassen, können Sie das tun. Ihrem Gestaltungsdrang sind allerdings Grenzen gesetzt.

Schlafbedarf

Auch wenn Sie sich noch so sehr wünschen, dass Ihr einjähriges Kind nachts zwölf Stunden schläft und tagsüber einen Mittagsschlaf von zwei Stunden hält – hat Ihr Kind einen Schlafbedarf von insgesamt nur zwölf Stunden, wird es dieses Schlafpensum nicht erreichen. Der Schlafbedarf ist nämlich eine feste Größe. Das bedeutet, entweder schläft Ihr Kind nachts zwölf Stunden dafür aber tagsüber nicht (das ist allerdings bei Kindern unter zwei Jahren kaum zu erwarten) oder aber es schläft nachts nur neun bis elf Stunden und die restlichen Stunden am Tage.

Sollten Sie Eltern kennen, die Ihnen erzählen, dass ihr gleichaltriges Kind aber insgesamt 16 Stunden schläft, dann kann das durchaus sein. Der Schlafbedarf von Kindern ist sehr unterschiedlich – fangen Sie also am besten erst gar nicht an zu vergleichen. Natürlich gibt es Durchschnittswerte für das jeweilige Alter (siehe Tabelle). Wie viel Ihr Kind allerdings tatsächlich schläft, kann stark vom

Schlafbedarf

Alter	Schlafstunden pro 24 h	davon tagsüber
0–1 Monate	ca. 16 Stunden	ca. 6 Stunden
2–3 Monate	ca. 15 Stunden	ca. 4 Stunden
4–6 Monate	ca. 13 Stunden	ca. 3 Stunden
7–12 Monate	ca. 12 Stunden	ca. 2 Stunden
1–3 Jahre	ca. 11 Stunden	ca. 1 Stunde

Durchschnittswert abweichen. Meine beiden Kinder haben zum Beispiel schon immer konsequent zwei bis drei Stunden weniger geschlafen als der Durchschnitt. Ist Ihr Kind im Wachzustand zufrieden und interessiert es sich für seine Umgebung, können Sie davon ausgehen, dass es auch ausgeschlafen ist.

Auch die Verteilung des Tagschlafs kann vollkommen unterschiedlich aussehen. Das eine Kind schläft am Tag dreimal eine halbe Stunde, das andere hält dagegen einen zweistündigen Mittagsschlaf. Bis zum ersten Lebensjahr machen die meisten Kinder mindestens zweimal am Tag ein Nickerchen.

Morgenmuffel oder Frühaufsteher

Zu welcher Gattung gehören Sie? Wie die meisten Menschen zu den grantigen Morgenmuffeln oder, netter gesagt, zu den aktiven Nachtmenschen? Und Ihr Kind? Unser Schlaf-wach-Rhythmus orientiert sich am 24-Stunden-Rhythmus eines Tages, weicht aber bei den meisten Menschen leicht davon ab. Von dem Grad der Abweichung ist es wiederum abhängig, ob man zu den Morgenmuffeln oder den Frühaufstehern zählt. Und das funktioniert so:

- Ist Ihr Schlaf-wach-Rhythmus länger als 24 Stunden, gehören Sie zu den Nachtmenschen bzw. Morgenmuffeln. Nachtmenschen sind abends nicht müde und wollen nicht schlafen gehen. Dafür fällt ihnen das Aufstehen am Morgen schwer.
- Ist Ihr Schlaf-wach-Rhythmus kürzer als 24 Stunden, zählen Sie zu den Morgenmenschen bzw. Frühaufstehern. Morgenmenschen fällt das morgendliche Aufstehen leicht. Abends sind sie allerdings schon früh müde und freuen sich auf ihr Bett.
- Beträgt Ihr Schlaf-wach-Rhythmus genau 24 Stunden, dann sind Sie ein ausgeglichener Mensch – von dieser Sorte gibt es eher wenige. Sie werden verlässlich zur gleichen Zeit müde und wachen zur gewohnten Zeit wieder auf.

Genauso wie der Schlafbedarf ist auch der Schlaf-wach-Rhythmus ein persönliches Merkmal, auf das Sie als Eltern keinen Einfluss haben. Ein Nachtkind können Sie also – wenn überhaupt – nur schwer daran gewöhnen, um 19 Uhr ins Bett zu gehen. Es widerspricht einfach komplett seinem inneren Schlaf-wach-Rhythmus. Genauso wird es Ihnen wohl kaum gelingen, Ihrem Frühaufsteher-Kind beizubringen, viel länger zu schlafen.

Lotta schläft zu wenig

Christian und Katrin sind der Meinung, dass Lotta zu wenig schläft. Und wie fast alle Eltern, die glauben, dass ihr Kind zu wenig schläft (und das sind viele), liegen sie damit falsch ...

„Das kann ja wohl nicht wahr sein – Lotta ist schon wieder wach. Die schläft doch erst seit zwanzig Minuten!" Christian ist genervt – er wollte sich gerade an den Rechner setzen. Jetzt ist er aber dran mit Lotta kümmern. „Ich finde, Lotta schläft viel zu wenig. Ein fünf Monate altes Baby muss doch mehr schlafen. Gestern waren es tagsüber gerade mal zwei Stunden und heute kommt sie wahrscheinlich auch nicht auf mehr!" Katrin packt ihre Handtasche – sie will gleich los einkaufen. „Ja, ich finde auch, dass Lotta nicht besonders viel schläft. Weißt du, einige Mütter aus der Krabbelgruppe führen ein Schlafprotokoll, um ein bisschen mehr über den Schlaf ihrer Babys zu erfahren. Das könnten wir vielleicht auch machen, oder?"

Das Schlafprotokoll bringt Klarheit

Christians Augen leuchten auf. „Das ist es – ein Schlafprotokoll!" Schnell findet Christian im Internet eine Vorlage und

druckt diese aus. Nun wird Lottas Schlaf genauestens protokolliert. Selbst die nächtlichen Stillunterbrechungen werden von Christian akribisch festgehalten. Nach 14 Tagen ist es dann so weit. Sie haben das Ergebnis schwarz auf weiß: Lotta schläft durchschnittlich 15 Stunden am Tag und liegt damit fast genau im Schnitt ihrer Altersgruppe.

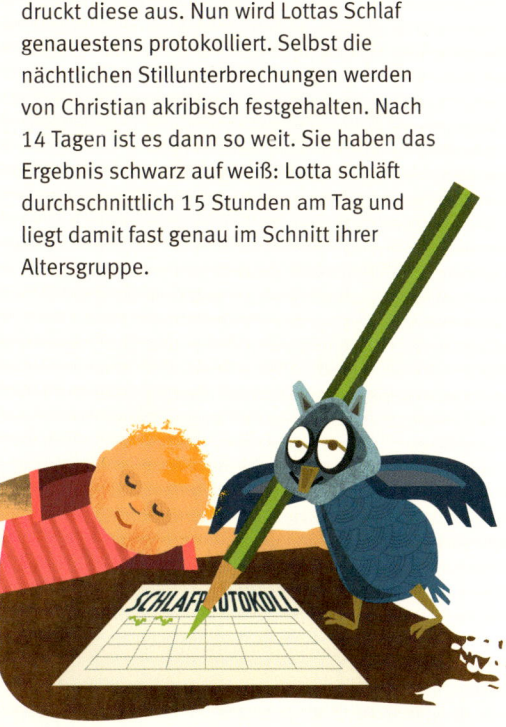

Ein Rhythmus für alle

Selbst als hart gesottener Spontanist werden Sie wahrscheinlich ein, zwei Gewohnheiten pflegen. Sei es nur der Kaffee am Morgen, etwas Süßes nach dem Essen oder der letzte Blick auf das Smartphone vor dem Schlafengehen. Die meisten Menschen brauchen ein paar Gewohnheiten, Rhythmen oder wiederkehrende Abläufe in ihrem Leben, um sich wohl zu fühlen. Für Kinder bedeuten sie Orientierung und Sicherheit. Gewohnheiten erleichtern Kindern auch oft das Einschlafen. Erlebt ein Kind jeden Tag einen klaren Ablauf mit Zeiten fürs Spielen, Rausgehen, Essen und Schlafen, dann gewöhnt es sich daran und der Übergang zum nächsten Programmpunkt, wie auch das Schlafen, fällt dann leichter. Auch Eltern haben was von klaren Abläufen – der Alltag wird berechenbarer. Spätestens nach dem zweiten Kind lernen Sie das auch als Spontanist schätzen. Wie aber findet man einen Rhythmus, der zu allen Familienmitgliedern passt?

Rhythmus fördern

Haben Sie ein Kind, das schon mit drei Monaten seinen eigenen Rhythmus gefunden hat und diesen lautstark einfordert? Dann werden Sie schauen, dass Sie Ihren Tagesablauf so gut es geht an den Rhythmus Ihres Kindes anpassen. Wenn Sie zum Beispiel wissen, dass Ihr Kind immer gegen zehn Uhr morgens müde wird, dann gehen Sie mit ihm im Kinderwagen einkaufen (so kann es dabei schlafen), erledigen etwas im Haushalt oder am Rechner oder Sie legen sich einfach dazu.

Gehört Ihr Kleines zu den Babys, die so gut wie keine Regelmäßigkeiten bei den Schlafens- und Wachzeiten zeigen, so ist es mit dem Planen etwas schwieriger. Sie wissen nie genau, wann es nun müde wird und wie lange es schläft. Um vielleicht doch ein paar Regelmäßigkeiten zu entdecken oder zumindest einen Ansatz davon, führen Sie einfach ein Schlafprotokoll. Sie tragen darin ein, wann Ihr Baby schläft, wann es wach ist, wann es schreit und wann es isst. Spätestens nach 14 Tagen sind Sie in der Lage zu sehen, ob Ihr Baby nicht doch ein bestimmtes Schlafmuster hat. Eine Vorlage für ein Schlafprotokoll finden Sie im Anhang.

Wollen Sie den Rhythmus Ihres Babys stärken, so können Sie sich jetzt an diesem Muster, auch wenn es noch so schwach ist, orientieren. Haben Sie zum Beispiel festgestellt, dass Ihr Kind häufig so gegen zwanzig Uhr unruhig wird und sich die Augen reibt, dann versuchen Sie es ab sofort immer ab 19.30 Uhr auf das Schlafen einzustimmen, damit es dann um 20 Uhr in Ruhe einschlafen kann. Wenn Sie das geduldig immer wieder zur gleichen Zeit auf die gleiche oder ähnliche Art und Weise tun, wird sich Ihr Kind daran gewöhnen und immer verlässlicher einschlafen. Und auch in die Schläfchen am Tage bringen Sie auf diese Weise Ordnung hinein. Sie müssen die Zeiten aber nicht sklavisch einhalten – es gibt immer mal Abweichungen oder Ausnahmen. Das gehört dazu und Ihr Kind wird den Ablauf trotzdem lernen.

Das ganze Eintakten des Schlafs klappt außerdem noch besser, wenn Sie es schaffen, auch andere wiederkehrende Ereignisse, wie zum Beispiel Essen, Einkaufen oder Spazierengehen, immer in etwa zur gleichen Zeit stattfinden zu lassen. Auch Katrin und Christian haben Lotta so „auf Linie" gebracht.

Schlafenszeiten anpassen

Ist Ihr Baby konsequenter Frühaufsteher, Sie aber nicht? Dann werden Sie vielleicht versucht sein, an seinem Rhythmus ein wenig herumzuschrauben. Das geht. Aber auch dazu brauchen Sie Ausdauer und Sie sollten natürlich nicht vorhaben, einen Morgenmuffel zu einem Frühaufsteher umzuerziehen oder umgekehrt.

Der Schlaf-wach-Rhythmus folgt einer inneren Uhr, und die reagiert auf Veränderungen eher träge. Denken Sie an einen Jetlag – bis zu einer Woche kann das dauern, bis Sie wieder fit sind und sich Ihr Schlaf normalisiert hat. Dasselbe gilt für die Einschlaf- und Aufwachzeiten von Babys und Kleinkindern. Wenn Sie das Schlafverhalten Ihres Kindes ändern wollen, müssen Sie sogar in der Regel noch länger dran bleiben.

Möchten Sie zum Beispiel, dass Ihr Kind früher, sagen wir um 20 statt um 21 Uhr ins Bett geht, müssen Sie Ihr Kind über einen Zeitraum von mindestens zwei Wochen hinweg konsequent etwas früher zu Bett bringen und es gleichzeitig morgens etwas früher wecken. Der Schlafbedarf ist ja eine feste Größe. Wenn Ihr Kind also früher einschläft, heißt das auch, dass es früher aufwachen wird. Oder Sie möchten, dass Ihr Kind nachts länger schläft? Dann müssen Sie Ihrem Kind tagsüber den Schlaf kürzen – das heißt konkret, Sie müssen Ihr Kind

Lotta und ihre Eltern finden ihren Rhythmus

Lotta ist schon sechs Monate, aber Katrin und Christian erkennen bei ihr bisher noch keinerlei Rhythmus. Mal schläft sie bis sechs, mal bis acht Uhr. Mal hält sie tagsüber vier Nickerchen, mal zwei. Abends schläft sie zwischen 21 und 23 Uhr ein.

Lotta schläft immer noch – oh Mann. Genau dann, wenn man es nicht gebrauchen kann, schläft sie länger." Katrin ist nervös – sie muss los. Sie hat einen Termin bei einer Kindertagesstätte, die sie sich für Lotta anschauen möchte. Lotta schläft jeden Tag anders. Wie soll man sich da auf irgendetwas einstellen? Auch Christian ist auf dem Sprung – er muss zur Arbeit. „Vielleicht sollten wir noch mal ein Schlafprotokoll führen. Beim letzten Mal hat das auch geholfen. Bestimmt hat Lotta irgendein Schlafmuster, zumindest ein schwaches. Es fällt uns nur nicht auf. Und wenn wir einen Anhaltspunkt haben, können wir versuchen, ihren Rhythmus zu stärken."

Das Schlafprotokoll bringt wieder Licht ins Dunkel

Das Protokoll hat tatsächlich auch diesmal Interessantes ans Licht gebracht. Katrin und Christian finden heraus, dass es bei Lotta doch einige Regelmäßigkeiten gibt. Zum Beispiel wird sie meistens gegen 15 Uhr müde. Wenn sie dann zwei Stunden schläft, wird sie erst wieder um 21 Uhr schläfrig und kann direkt ihren Nachtschlaf antreten. Das bedeutet, wenn Katrin und Christian es so einrichten können, dass sie mit Lotta gegen 15 Uhr einen Spaziergang unternehmen (im Tragetuch – das klappt immer noch am besten), damit sie zwei Stunden schlafen kann, haben sie gute Chancen, sie um 21 Uhr ins Bett zu bringen.

Struktur für den Tag

Die beiden entschließen sich, ihren Tag so zu strukturieren, dass Lotta durch den immer wieder gleichen Ablauf einen Rhythmus entwickelt. Katrin fällt es manchmal schwer, die Zeiten für das Essen, Schlafen- und Spazierengehen einzuhalten – aber meistens klappt es ganz gut. Nach vier Wochen ist Lotta voll im Takt – na ja, fast. Abends wird es hin und wieder auch mal zehn, bis Lotta schläft.

aus dem Mittagschlaf wecken – und es abends früher ins Bett bringen.

Der mediterrane Stil

Viele Kinder gehen nach dem Geschmack ihrer Eltern zu spät ins Bett. Wen wundert's – wenn fast alle Nachtmenschen sind, dann gilt das auch für die Kinder. Wie sieht es bei Ihnen aus? Wünschen Sie sich auch, dass Ihr Baby früher einschläft? Dann haben Sie die Möglichkeit, wie eben beschrieben, Ihr Kind mit einer ordentlichen Portion Geduld an frühere Schlafenszeiten zu gewöhnen (und damit eine frühere Aufstehzeit in Kauf zu nehmen), oder Sie bringen ihm bei, sich selbst zu beschäftigen, bis es müde wird. Das ist allerdings kaum zu schaffen – es sei denn, Ihr Kind ist sowieso der Typ dazu.

Oder aber Sie freunden sich mit dem Gedanken an, eine kleine Eule zu haben und pflegen zu Hause ab sofort den „mediterranen Lebensstil". Besonders dann, wenn Sie, Ihr Partner oder Sie beide arbeiten, sind die Abendstunden besonders wertvoll – nicht nur für Sie und Ihren Partner, auch für die ganze Familie. Gemeinsames Essen, Spielen und Unterhalten macht Spaß, wenn man einmal akzeptiert hat, dass die Zeiten der Ruhe und Selbstbestimmung vorbei sind (sie kommen ja wieder!).

Und machen Sie sich bloß keine Sorgen, weil Ihr Kind regelmäßig spät schlafen geht. Es wird ja in unserem Kulturkreis immer wieder gerne vor dem späten Zubettgehen gewarnt, mit dem Verweis auf vermeintlich negative Auswirkungen auf die kognitive Entwicklung der Kinder. Das ist ein großer Quatsch. Dann müssten ja die Kinder in den meisten anderen Ländern der Erde weniger schlau sein als unsere – und das sind sie nicht. Kinder, die für deutsche Verhältnisse spät ins Bett gehen, das heißt zum Beispiel um 22 Uhr, entwickeln sich in keiner Weise schlechter als die, die früher ins Bett gehen. Sie schlafen meist länger und wenn nicht, dann holen sie sich ihren Schlaf tagsüber. In vielen anderen Kulturen gehen Kinder spät schlafen und halten dafür einen ausgiebigen Mittagsschlaf oder machen zwischendurch mehrere Nickerchen.

Das ändert sich natürlich, wenn Ihr Kind älter wird. Muss es morgens früh raus, weil es in den Kindergarten und später in die Schule geht, gehört es natürlich auch früher ins Bett – besonders wenn es keine Möglichkeit hat, ein ungestörtes Mittagsschläfchen zu halten. Ausreichend Schlaf muss sein.

Lotta die Eule

Lotta ist eine Eule – keine Frage. In den Abendstunden ist sie topfit und hat beste Laune. Katrin und Christian finden das zwar ganz süß, aber irgendwie wären sie doch froh, wenn Lotta – wie scheinbar alle anderen Kinder – um 19 Uhr schlafen würde.

„Es ist schon wieder 22 Uhr und Lotta schläft immer noch nicht! Das ist doch nicht normal!" Christian hatte sich den Feierabend anders vorgestellt. Eigentlich wollte er mit Katrin zusammen einen schönen Abend verbringen. Jetzt sitzen er, Katrin und Lotta zusammen auf dem Sofa und Lotta kugelt sich vergnügt von einer Seite zur anderen. Sie ist jetzt sieben Monate und kann sich seit ein paar Tagen hin und her rollen – zu ihrem großen Vergnügen.

Familienleben auf Spanisch

Am nächsten Tag telefoniert Christian mit seinem Studienfreund Carlos in Spanien. Sie haben schon lange nichts mehr voneinander gehört – tja, beide sind mittlerweile berufstätig und Väter... Carlos erzählt von seiner Arbeit und von seiner Familie. Er macht einen zufriedenen Eindruck. Auch Carlos kommt abends meist gegen sieben Uhr nach Hause. Nach einem Tag voller Schreibtischarbeit freut er sich immer riesig auf seine zwei Jungs (1 Jahr und 2 ½ Jahre), mit denen er erst einmal ausgiebig tobt. Dann gibt's Essen (so gegen 21 Uhr) und man sitzt zusammen – es wird erzählt, diskutiert, gespielt, oft auch mit Besuch. „Und die Jungs?", fragt Christian. „Die sind natürlich dabei! Die gehören doch dazu."

Ein Hauch von Spanien tut manchmal gut

Nach dem Gespräch ist Christian nachdenklich. Vielleicht sollten Katrin und er einfach akzeptieren, dass Lotta auch am Abend dazu gehört. Katrin findet das gut. Ob aus Christian und Katrin echte Südländer werden, das wagt Christian zu bezweifeln – aber mit der „neuen Einstellung" laufen die nächsten Abende zumindest schon mal um einiges gelassener ab.

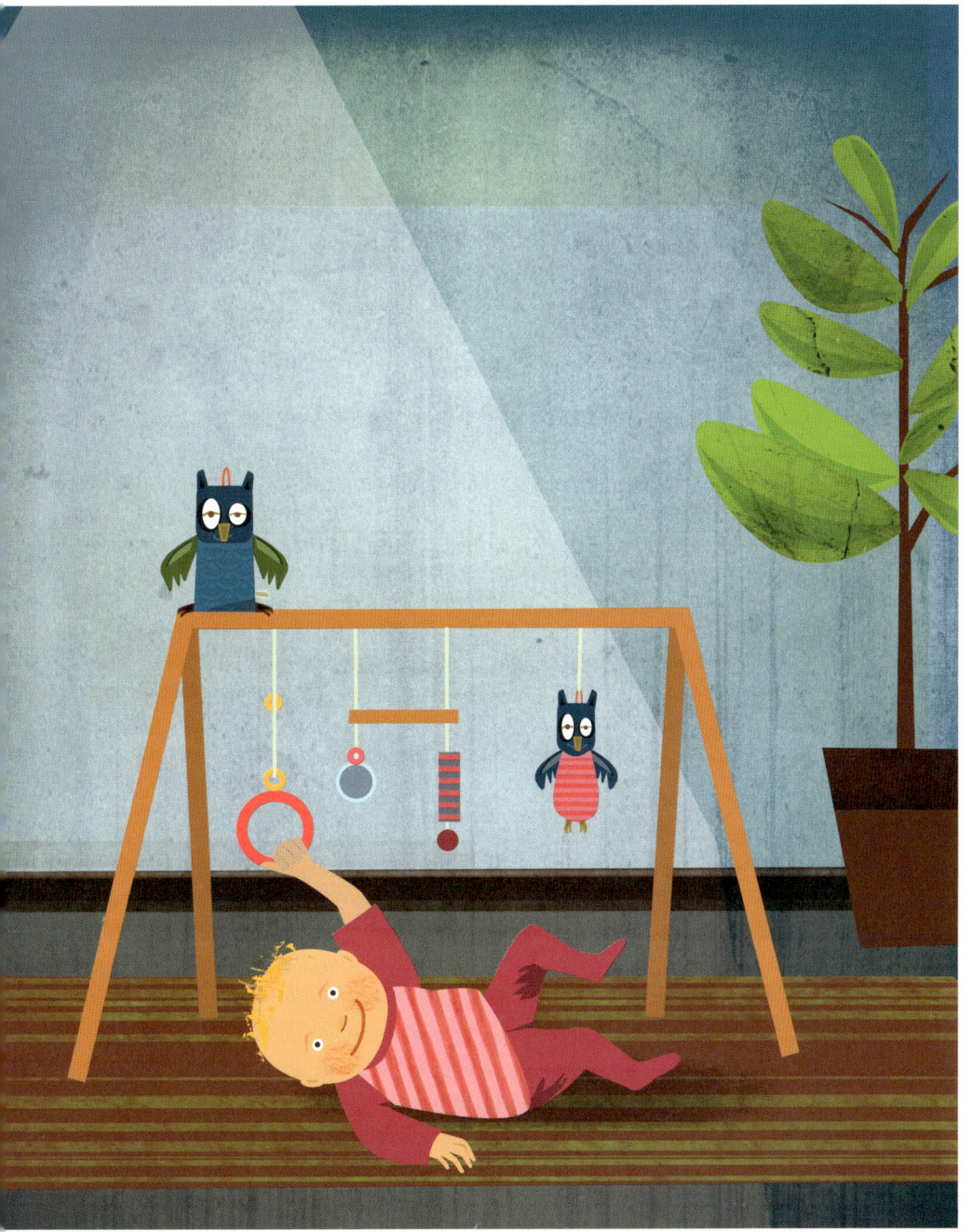

Das Gewohnheitstier

Kinder sind konservativ. Neues wird in der Regel erst einmal abgelehnt. Alles muss am besten immer genauso sein wie gehabt – dann ist die Welt in Ordnung. Kinder lieben ihre Gewohnheiten, und sie pflegen sie in allen Lebensbereichen: beim Essen, Spielen und Schlafen.

Und wehe, es ist mal anders! Kleinkinder können richtige Sturköpfe sein, wenn es darum geht, ihre (Schlaf-) Gewohnheiten zu verteidigen. Unsere Tochter Selma zum Beispiel lässt sich von meinem Mann nur dann ins Bett bringen, wenn es wirklich nicht anders geht – das heißt konkret, wenn ich außer Haus bin. „Nein, Mama muss mich ins Bett bringen!" Klar, die hat es ja von Anfang an (fast) immer gemacht. Manchmal schafft sie es sogar mit letzter Kraft so lange wach zu bleiben, bis ich wieder nach Hause komme. So in etwa können lästige Begleiterscheinungen von Gewohnheiten aussehen.

Sie können aber Gewohnheiten vor allem prima dazu nutzen, Ihrem Kind das Bett schmackhaft zu machen und es allabendlich auf das Schlafen einzustimmen. Schon Babys sind in der Lage fix Gewohnheiten zu entwickeln. So kann

Einschlafen bald zu einer heiß geliebten Gewohnheit werden.

Das Einschlafritual

Mit Einschlafritual ist das Zeremoniell gemeint, das Sie jeden Abend vor dem Schlafengehen mit Ihrem Kind abhalten. Egal was Sie machen – es kommt darauf an, dass es ein Ritual ist, das Ihrem Kind und am besten auch Ihnen Spaß macht – Sie müssen es ja schließlich Abend für Abend mitmachen. Es soll Ihr Baby (und auch Sie) entspannen und dazu führen, dass es sich rundum wohl fühlt. Im Idealfall liebt Ihr Kind das Einschlafritual so sehr, dass es sich richtig auf das Schlafengehen freut. Das Einschlafritual ist gleichzeitig für Sie die Gelegenheit, Ihrem Kind Ihre ungeteilte Aufmerksamkeit zu schenken und sich ihm am Ende des Tages noch einmal ganz bewusst zu widmen. Auch den Mittagsschlaf kann man mit einem kleinen Ritual einleiten – da lässt es sich gleich viel leichter und friedlicher einschlummern.

Als Spontanist fragen Sie sich jetzt vielleicht, ob Sie überhaupt in der Lage (und Willens) sind, so ein allabendliches Ritual zu bieten und ob diese Rituale denn wirklich so wichtig sind. Natürlich geht es auch ohne. Ihr Kind wird keinen Schaden davontragen, wenn es abends ohne festes Schlafritual einschläft. Wenn Ihr Kind heute glücklich und zufrieden auf der Couch im Wohnzimmer eindöst, am nächsten Abend im Auto und am übernächsten vielleicht bei Freunden auf Ihrem Schoß, dann ist das völlig okay. Und ob es dabei wirklich immer einen Schlafanzug anhat und die Zähne geputzt sind, ist auch zweitrangig. Das Einschlafritual ist einfach dazu da, Kinder auf das Schlafen vorzubereiten und ihnen den „Abschied", das „Loslassen" einfacher zu machen. Kann Ihr Kind das auch so – dann ist das doch prima. Sollten Sie aber ein Kind haben, das dazu neigt, abends wahnsinnig aufgedreht zu sein, dann ist so ein Einschlafritual oft ein echter Segen. Auch für Spontanisten gibt es geeignete Einschlafrituale, die sich quasi immer und überall einsetzen lassen.

Was taugt zum Ritual?

Es taugt eigentlich fast alles zum Ritual – solange es Ihrem Kind und Ihnen gefällt. Natürlich sollte das Ritual zum Alter Ihres Kindes passen. Mit einem sechs Wochen alten Baby müssen Sie kein großes Schlafritual veranstalten – dazu sind die Schlafenszeiten einfach noch zu unregelmäßig. Sobald Ihr Kind aber einen Tag-Nacht-Rhythmus hat, kann es losgehen. Vielleicht mögen Sie es lieber knapp und Sie halten es mit dem Schlafritual ganz schlicht: Windel wechseln, Schlafanzug anziehen, Gutenachtkuss geben und geschlafen wird. Oder Sie veranstalten eine umfangreiche Zeremonie und choreografieren den ganzen Abend ab 18 Uhr ganz genau durch – eben so, wie es zu Ihnen passt.

Sie können spielen, massieren, streicheln, singen, tanzen, zusammen Musik hören oder sonst etwas tun. Ihrer Kreativität sind da keine Grenzen gesetzt. Wichtig ist nur, dass das, was Sie tun, jeden Abend (mehr oder weniger) zur selben Zeit und in der gleichen Form stattfindet. So wird die Abfolge zur Gewohnheit und schließlich zum Ritual.

Und wenn Sie nicht wollen, dass nur einer von Ihnen für das Ins-Bett-Bringen zuständig ist: Wechseln Sie sich ab. Ihr Kind weiß dann Bescheid –sowohl Mama als auch Papa sind zuständig und bei beiden kann ich friedlich einschlummern. Sie beide dürfen auch ruhig unterschiedliche Einschlafrituale pflegen. Damit kommen Kinder sehr gut klar und sie lernen auch noch, dass verschiedene Wege ins Traumland führen.

Lottas Schlafritual

Lotta ist ein echtes Gewohnheitstier. Wenn jeder Abend ungefähr gleich abläuft, wird sie ganz ruhig und das Ins-Bett-Gehen fällt ihr viel leichter.

Jeden Abend gegen 20.30 Uhr erklingt Lottas Lieblingseinschlafmusik – das sind Schlaflieder aus aller Welt. Da weiß Lotta (neun Monate) schon: Es ist Schlafenszeit. Während die Lieder im Hintergrund zu hören sind, wird Lotta bettfertig gemacht. Dann folgt der Gang durch die Wohnung mit Lotta auf dem Arm. Da wird allen wichtigen Spielsachen und Gegenständen Gute Nacht gesagt. Nach dem Gutenachtkuss für Mama bzw. Papa geht's ins Schlafzimmer. Dort wird sie von Katrin oder Christian zur besagten Musik in den Schlaf getragen. Ziel ist, dass Lotta innerhalb der knapp 52 Minuten Album Spiellänge schläft. Das klappt sagen wir – oft.

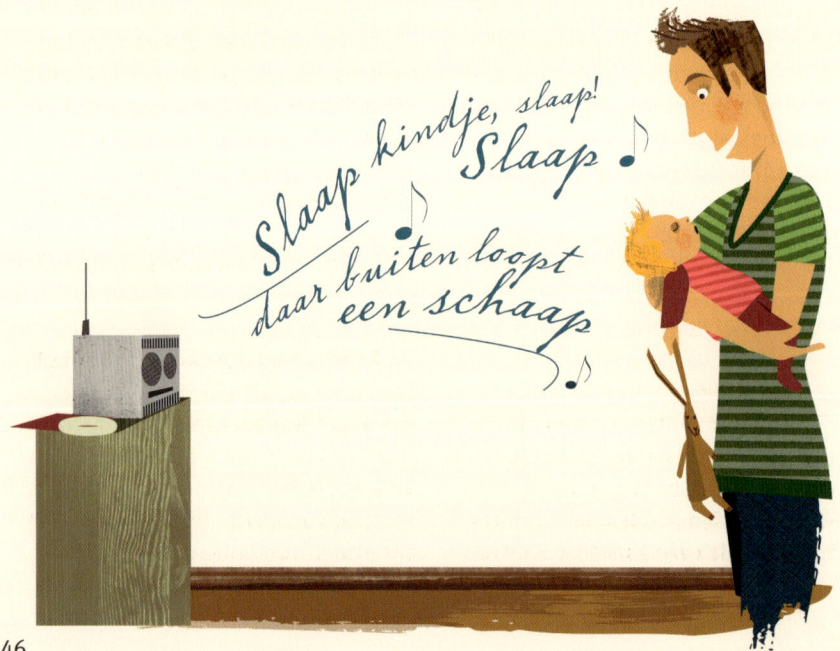

Slaap kindje, slaap!
Slaap
daar buiten loopt
een schaap

Selbstständig einschlafen – um jeden Preis?

Wie kriege ich mein Baby dazu, dass es alleine einschläft? Was plagen wir Eltern uns mit dieser Frage herum. Interessanterweise kümmert das Eltern in den meisten anderen Ländern dagegen kein bisschen. So ist das mit Problemen – sie sind eben relativ …

Wenn ich erzähle, dass ich mich immer noch abends zu Selma (vier Jahre) lege, bis sie eingeschlafen ist, dann schaue ich meistens in skeptische Gesichter. Wie soll dieses Kind jemals selbstständig werden? Selbstständigkeit hat in unserer Kultur einen ganz besonderen Stellenwert – ja, Deutschland ist das Land der Strukturisten. Schon die Kleinsten werden zur Selbstständigkeit erzogen. Wie sehen Sie das? Ist es Ihnen wichtig, dass Ihr Kind früh selbstständig wird? Warum eigentlich? Ist es die Sorge, ein ewiges Mamakind großzuziehen?

Keine Frage, Selbstständigkeit ist wichtig und es ist unsere Aufgabe, unsere Kinder in ihrer Selbstständigkeit zu unterstützen. Aber einem kleinen Baby das selbstständige Einschlafen beizubringen – damit schießen wir ganz klar über das Ziel hinaus. Fest steht: Die meisten Babys haben keinerlei Bedürfnis nach Selbstständigkeit, was das Einschlafen angeht – das Gegenteil trifft zu. Es ist also allein unser Ideal, was wir unseren Kindern mühsam anerziehen. Und das, obwohl man Kindern die Selbstständigkeit nicht einmal beibringen muss! Sie entwickeln mit zunehmendem Alter und Reife einen fast unbändigen Drang nach Selbstständigkeit – mehr, als uns manchmal lieb ist … Und damit löst sich dann auch das „Problem" mit dem selbstständigen Einschlafen von selbst.

Natürlich können Sie auch etwas nachhelfen, wenn Ihnen das alles zu lange dauert. Nur zwingen Sie Ihr Kind zu nichts, wozu es noch nicht reif ist. Denn wirklich selbstständig wird ein Kind erst, wenn es zuvor erfahren hat, dass seine Bedürfnisse und Ängste ernst genommen werden.

Keine Angst vor dem Verwöhnen

„Mach das bloß nicht – damit verwöhnst du dein Kind nur!" „Das kannst du ihm nie wieder abgewöhnen!" Ja, ja, schon gut – wer hat sich das nicht schon mindestens ein Dutzend Mal anhören dürfen. Und dann lassen einen diese bescheuerten Ermahnungen nicht einmal kalt. Die Angst vor dem Verwöhnen steckt tief in uns. Unser Kind soll schließlich eigenständig und stark werden und kein Weichei. Schon im zarten Babyalter wird daher munter drauf los trainiert – das eigenständige Einschlafen, das selbstständige Durchschlafen, das eigenständige Beruhigen etc. Nur wahre Empathisten schaffen es, dem Selbständigkeitsdruck zu widerstehen.

Aber verwöhnen wir ein Baby tatsächlich, wenn wir ihm seine Grundbedürfnisse erfüllen? Ich meine jetzt nicht Windeln wechseln, füttern und warm halten. Sondern sein Bedürfnis nach körperlicher Nähe und emotionalem Beistand – erwiesenermaßen genauso wichtig wie Windeln wechseln und Co. Was ist eigentlich „verwöhnen"?

Verwöhnen ist, wenn Sie Ihrem Kind ständig bei Dingen helfen, die es schon alleine kann. Verwöhnen ist auch, wenn Sie Ihr Kind immerzu mit Dingen überhäufen, die es gar nicht nachgefragt hat. Und verwöhnen ist, wenn Sie dauernd auf die Wünsche (und Wünsche sind keine Bedürfnisse) Ihres Kindes eingehen, obwohl Sie selbst dazu gar keine Lust haben. Das alles ist erst im fortgeschrittenen Babyalter bzw. ab dem Kleinkindalter möglich. Sie verwöhnen Ihr Baby also nicht, wenn Sie ihm zum Einschlafen das geben, wonach es sich sehnt und was ihm das Einschlummern erleichtert. Sie erfüllen ihm ein Grundbedürfnis.

Wenn Bedürfnisse übergangen werden

Es gibt ganz unterschiedliche Praktiken, wie man Babys das selbstständige Einschlafen beibringt. Da gibt es die sanften – hier wird Schritt für Schritt und behutsam auf das Ziel hingearbeitet. Die Bedürfnisse des Babys werden ernst genommen, was auch bedeuten kann, dass das Projekt „alleine Einschlafen" auf Eis gelegt wird. Und dann gibt es die Methoden, wo ganz klar das Ziel im Vordergrund steht und die Bedürfnisse der Babys – sagen wir – eine untergeordnete Rolle spielen.

WISSEN

Schreien lassen hinterlässt Narben

Ein Baby kann seine Gefühle noch nicht selbst regulieren. Dazu hat es seine Eltern, die seinen Gefühlszustand lesen und dementsprechend beeinflussen können – fühlt sich das Baby unwohl und es weint, beruhigen sie es. Auf diese Weise lernt ein Baby nach und nach, mit den eigenen Gefühlen umzugehen.

Erlebt das Baby Stress und Angst und seine Bezugspersonen stehen ihm nicht bei, schüttet sein Gehirn Stresshormone aus, die Bildung neuer Nervenzellen wird gehemmt und die Nervenbahnen innerhalb des limbischen Systems verengen sich. Die negative Erfahrung wird so direkt in die Schaltkreise des Gehirns eingebrannt, und auch wenn das Baby noch nicht über ein richtiges Gedächtnis verfügt: das Erlebte wird gespeichert – und zwar im emotionalen Gedächtnis.

Als besonders heftig empfinde ich die Schlaflernprogramme nach dem amerikanischen Schlafforscher Dr. Richard Ferber. In Deutschland haben vor allem Annette Kast-Zahn und Hartmut Morgenroth mit ihrem Bestseller-Buch „Jedes Kind kann schlafen lernen" diese Methode populär gemacht. Bei dieser Methode handelt es sich um eine Konditionierungsmaßnahme auf der Basis von Angst und negativem Stress. Nach einem genauen Plan werden die Kinder von ihren Eltern zur Schlafenszeit alleine in ihrem Zimmer zurückgelassen. Die Eltern dürfen dabei auf keinen Fall vor Ablauf der vorgegebenen Zeit zu ihren Kindern zurückkehren, auch wenn diese um ihr Leben schreien.

Hier werden Eltern dazu gebracht, Ihren Instinkt in die Tonne zu werfen. Ihnen wird weisgemacht, dass ein Kind lernt, sich selbst zu beruhigen und in den Schlaf zu finden, wenn man es sich selbst überlässt, ein fataler Irrglaube. Was es lernt, ist, dass seine Eltern ihm nicht helfen, obwohl es mit allen Mitteln, die ihm zur Verfügung stehen, darum bittet. Es lernt, dass seine Eltern es nicht ernst nehmen. Deshalb hört es auch irgendwann auf, um Hilfe zu rufen und schläft ein. Kinder sind schließlich anpassungsfähig – das nennt man Überlebenstrieb. Vordergründig sieht alles schick aus – das Kind lernt innerhalb von wenigen Tagen, „alleine" einzuschlafen. Es funktioniert doch! Doch zu welchem Preis?

Das Grundbedürfnis nach Nähe und Geborgenheit wird nicht erfüllt. Das Kind erlebt heftigen Stress, daraus entstehen Angst und Unsicherheit. Ein solides Selbstbewusstsein und die Fähigkeit, vertrauensvolle Beziehungen zu gestalten, werden so jedenfalls nicht gefördert. Und Selbstständigkeit? Na ja – im besten Falle nimmt das Kind mit, dass es sich irgendwie selbst durchboxen muss, da auf die anderen kein Verlass ist. Nicht alles, was funktioniert, ist auch gut – sonst könnten Sie Ihrem Kind auch jeden Abend eine Schlaftablette geben.

Verstehen Sie mich nicht falsch – es geht nicht darum, dass man ein Kind niemals schreien lassen darf. So gut wie alle Eltern sind mal (!) derart mit den Nerven am Ende, dass sie ihr Baby für einen Moment oder auch mal für ein paar Minuten einfach schreien lassen. Hier geht es darum, mit seinem Kind ganz bewusst ein rigides Programm durchzuziehen und dabei sein natürliches Einfühlungsvermögen an den Nagel zu hängen. Das ist in meinen Augen unmenschlich.

Vertrauen statt Angst

Mein Plädoyer: Haben Sie keine Angst vor dem Verwöhnen! Machen Sie sich keinen Kopf über „schlechte" Schlafgewohnheiten. Vertrauen Sie Ihrem Baby und glauben Sie ihm – es sagt Ihnen, wenn es etwas braucht. Da können wir von den Empathisten lernen! Und lassen Sie sich auch nicht einreden, Ihr Baby könnte Sie manipulieren und Ihnen auf dem Kopf rumtanzen, wenn Sie ihm „immer seine Wünsche erfüllen". Wir reden hier von Babys und nicht von Erwachsenen. Babys haben keine Hintergedanken und manipulieren nicht – sie sind einfach gestrickt und bedürfnisgesteuert.

Machen Sie sich keinen Stress und entspannen Sie sich! Stillen Sie Ihre Babys ruhig in den Schlaf – ist doch toll, wenn's klappt! Und was ist gegen Händchenhalten beim Einschlafen einzuwenden? Und was gegen Rumtragen? Das ist alles nicht schlimm, solange es Sie nicht stört und Sie es gerne tun. In dem Moment, wenn Sie keine Lust mehr haben, zu stillen, Händchen zu halten oder rumzutragen, dann ist die Zeit gekommen, nach neuen Wegen in Sachen Einschlafen Ausschau zu halten. Das Gleiche gilt natürlich dafür, wenn Ihr Kind keine Lust mehr auf Händchenhalten etc. hat. Hören Sie auf sich und hören Sie auf Ihr Kind – alle anderen können Ihnen mal den Buckel runterrutschen.

Warten Sie ab – Ihr Baby wird von ganz alleine selbstständig.

Lotta soll in ihrem Zimmer schlafen – meint Christian

Lotta ist zwölf Monate alt und schläft immer noch im Schlafzimmer bei Christian und Katrin. Christian gefällt das gar nicht. Er will Katrin endlich nachts wieder für sich haben – so richtig entspannt ist der Sex neben der schlafenden Lotta einfach nicht.

Nein, das ist nicht dein Ernst – Lotta schläft noch bei euch. Elke und ich haben Charlotte mit drei Monaten in ihr eigenes Zimmer gepackt. Für uns war das nichts mit dem Kind im Schlafzimmer. Oder wo macht ihr's beide? Auf dem Küchenboden?" Ralf grinst breit und klopft Christian auf die Schulter. Die beiden Freunde sitzen in ihrer Stammkneipe und trinken Bier. Ralf ist nicht gerade der sensibelste, aber er schafft es immer, den Nagel auf den Kopf zu treffen. „Schön wär's! Nein, aber im Ernst. Ich finde auch, dass Lotta endlich raus muss aus unserem Schlafzimmer. Die ganze Zeit bestand Katrin darauf, dass Lotta in ihrer Nähe ist, da sie ja gestillt hat. Aber jetzt ist Lotta abgestillt und es gibt wirklich keinen Grund mehr, warum Lotta noch bei uns schlafen sollte." Christian nimmt einen Schluck Bier. „Ich kann den Sex mit Katrin gar nicht mehr genießen – die ganze Zeit muss man Angst haben, dass die Kleine nicht aufwacht! Und ganz abgesehen davon, finde ich auch, dass Lotta alt genug ist, alleine in ihrem Zimmer zu schlafen." Ralf schaut Christian verständnisvoll an und hebt sein Glas. „Komm Alter, das wird schon." Ralf und Christian lachen und stoßen an.

Christians Überzeugungsversuch

Nach dem Gespräch mit Ralf ist Christian fest entschlossen, mit Katrin zu reden. Am nächsten Abend ist Lotta früh im Bett und Christian und Katrin haben es sich auf dem Sofa gemütlich gemacht. „Ich finde, es ist Zeit, dass Lotta in ihrem eigenen Zimmer schläft. Sie ist jetzt schon ein Jahr und schläft immer noch bei uns – Ralf fand das zum Beispiel total ungewöhnlich, Charlotte schläft schon lange in ihrem Zimmer." Katrin setzt sich aufrecht hin. „Du, das ist mir ziemlich egal, was Ralf und Elke mit ihrer Charlotte machen. Ich halte das für keinen guten Zeitpunkt, Lotta auszuquartieren. Ich habe gerade mal abgestillt. Sie soll ja nicht gleich alles auf einmal weggenommen bekommen." Christian hatte schon geahnt, dass es nicht leicht werden würde. „Weißt du, Katrin, ich möchte einfach gerne unser Bett wieder für uns haben. Du fehlst mir. Es ist eben anders, wenn Lotta immer daneben liegt. Ein bisschen mehr Nähe würde uns guttun." Katrin zieht die Augenbrauen hoch – ein schlechtes Zeichen. „Sag doch gleich, was du willst und schieb nicht Lotta vor! Du willst also mehr Sex?" „Nein, mir geht es nicht um mehr Sex. Ich meine, das wäre natürlich auch schön. Aber ich wollte nur sagen, dass ich gerne mit dir mehr ungestörten Raum hätte." „Unsere Wohnung hat drei Zimmer, ein Bad und eine Küche – da ist ja wohl genug Raum. Ich glaube nicht, dass das Problem am fehlenden Raum liegt. Ich finde, wir müssten die Zeit und die Räumlichkeiten, die wir haben, nur besser nutzen." Christian ist überrascht. „Wie meinst du das?"

Katrins Retour

„Na ja. Wie verbringen wir die Zeit, die wir beide für uns haben? Wir legen uns abends, wenn Lotta schläft, erschöpft aufs Sofa. Entweder wir gucken dabei fern oder jeder macht noch etwas für sich. Dann irgendwann – meistens viel zu spät – gehen wir ins Bett. Da verspüre ich ehrlich gesagt, sowieso keine große Lust mehr. Vielleicht sollten wir in Zukunft abends einfach mehr miteinander machen. Auch wenn wir nur da liegen und uns im Arm halten oder uns die Füße massieren. Ich finde nämlich auch, dass wir mehr Nähe brauchen. Ich glaube, wenn wir wieder mehr echten Kontakt haben, dann werden wir auch den vorhandenen Raum nutzen. So schlecht finde ich das Sofa hier zum Beispiel gar nicht." Katrin lächelt Christian viel versprechend an. Erstaunlich diese Frau. Christian will Katrin zu sich ziehen – die ist aber noch nicht fertig. „Und weißt du was. Wir können die Nächte zusammen verbringen, ohne dass wir Lotta gleich aus ihrer gewohnten Umgebung reißen müssen. Wir haben doch die Gästematratze unter unserem Bett. Die können wir vorerst ins Kinderzimmer legen. Dann schlafen wir beide eben dort – wir können es ja mal probieren und schauen wie's läuft." Jetzt lässt sich Katrin ohne Widerstand in Christians Arme ziehen. „Danke, meine Liebe." Christian küsst Katrin zärtlich auf ihren Mund.

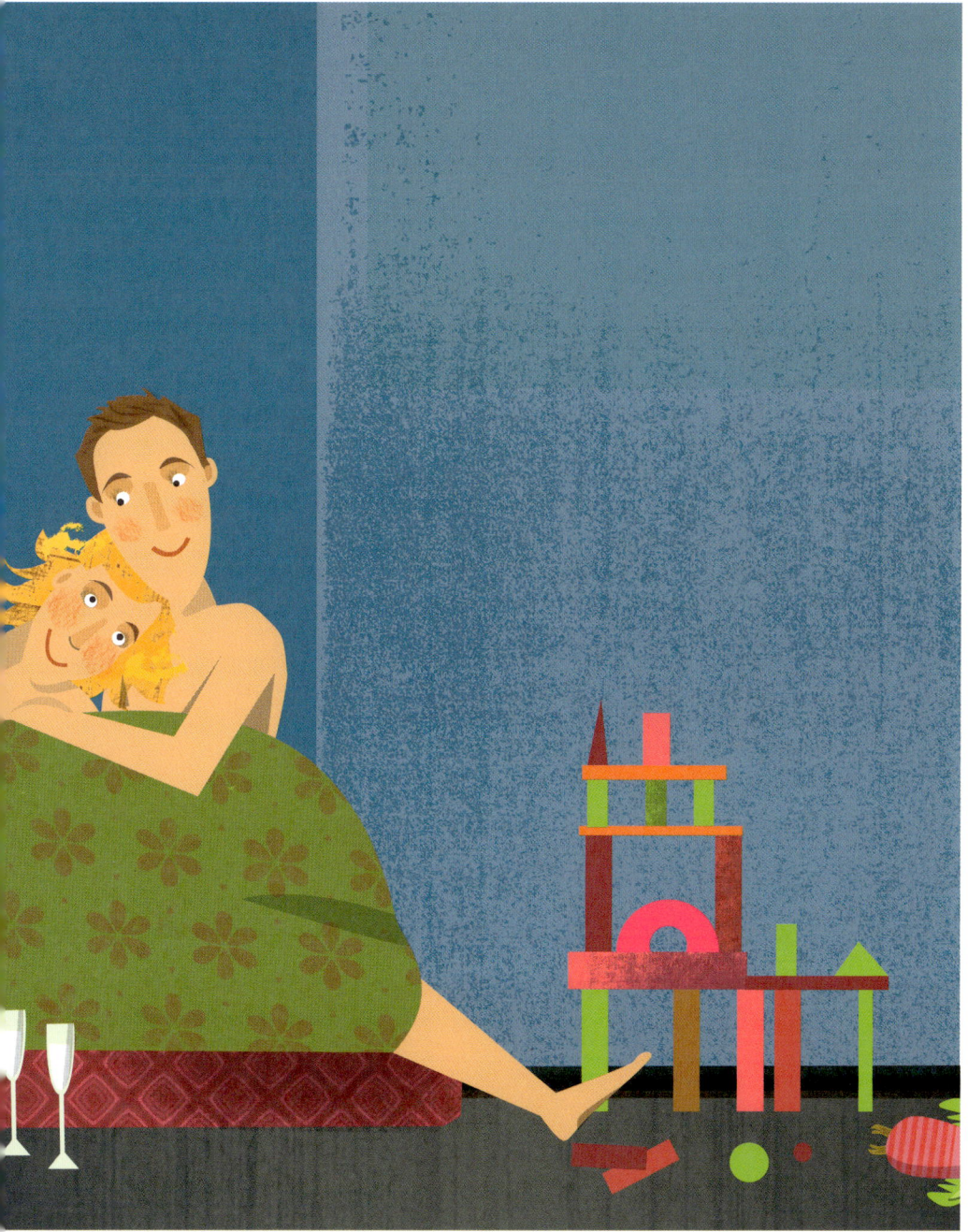

Einschlafen in anderen Ländern

Kumiko, Rajani, Lina, Nicole, Ritta und Magdalena – das sind sechs Mütter aus sechs unterschiedlichen Kulturen, die von sechs mehr oder weniger unterschiedlichen Wegen berichten, wie Babys weltweit in den Schlaf begleitet werden. Einiges wird Ihnen bekannt vorkommen, anderes vielleicht ungewohnt. Mal über den Tellerrand schauen, tut jedenfalls ganz gut!

Kumiko aus Japan

Unsere Babys bestimmen ihren Lebensrhythmus selbst. Es gibt keine feste Essen- und Schlafenszeiten. Sie schlafen beim Stillen ein oder wir schaukeln sie ganz vorsichtig in unserem Arm: bis zum sechsten Monat von links nach rechts und umgekehrt und ab dem sechsten Monat auch von oben nach unten und von unten nach oben. Das vertikale Schaukeln erfolgt sehr langsam, auf bei einem Höhenunterschied von ca. 20–25 cm. Es hilft auch, wenn man dabei ganz leicht auf den Rücken des Babys klopft: 1 x leicht klopfen – 2 – 3, 1 x leicht klopfen – 2 – 3, 1 x leicht klopfen – 2 – 3, usw. Wir legen großen Wert auf eine ruhige Atmosphäre beim Einschlafen. Es wird nur geflüstert und das Baby wird mit einer leisen, sanften Stimme beruhigt.

Rajani aus Indien

Unsere Babys schlafen überall ein – eben dort, wo die Eltern gerade sind. Das kann auch auf einer Hochzeit oder einem Volksfest sein. Bei uns ist immer etwas los und es ist eigentlich nie ruhig. Zum Einschlafen tragen wir unsere Kinder herum und schaukeln und wippen sie dabei. Es ist immer jemand aus der Verwandtschaft da, also gibt es auch immer genügend Leute, die das Baby tragen können. Manchmal fächeln wir unseren Babys sachte Wind ins Gesicht – das hilft beim Einschlafen. In einigen Familien werden die Babys zur Beruhigung traditionell massiert.

Lina aus Peru

Bei uns werden die Babys auch viel getragen. Bei den Bauern auf dem Rücken in einem Tuch sogar, bis sie zwei oder drei Jahre alt sind. Sie schlafen immer bei ihren Müttern, es gibt jede Menge Körperkontakt. Ein Baby wird niemals schreien gelassen und es schläft dann, wenn es müde ist. Zum Einschlafen wird viel gesungen, es wird gestillt und herumgetragen.

Nicole von der Elfenbeinküste

Genauso ist es auch bei uns! Und wir singen eher laut als leise. Ist ein Baby unruhig, klopfen wir rhythmisch auf seine Brust oder den Rücken.

Riitta aus Finnland

Das ist bei uns alles ganz anders! Zum Einschlafen muss es bei uns ruhig und abgedunkelt sein. Unsere Babys werden nicht herumgetragen, sie werden zum Schlafen in ihr Bettchen gelegt. Und das zu festgelegten Zeiten. Wir versuchen früh, ihnen einen Rhythmus zu vermitteln. Beim Einschlafen hilft ein Schnuller und meistens haben unsere Kinder ein Schnuffeltuch oder Kuscheltier, das sie mit ins Bett nehmen. Nur wenn es nicht anders geht, nehmen wir unser Baby auf den Arm, um es zu beruhigen.

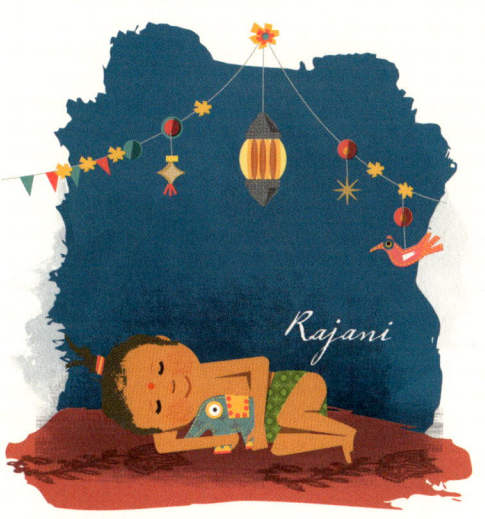

Rajani

Magdalena aus Polen

Unsere Babys werden in den Schlaf getragen und es wird viel gesungen und gekuschelt – sie schlafen bei den Eltern im Bett. Die Kleinen sind der Mittelpunkt der ganzen Familie – sie bestimmen alles. Unsere Omas sind sehr präsent – sie geben ihr Wissen an die frischgebackenen Mütter weiter.

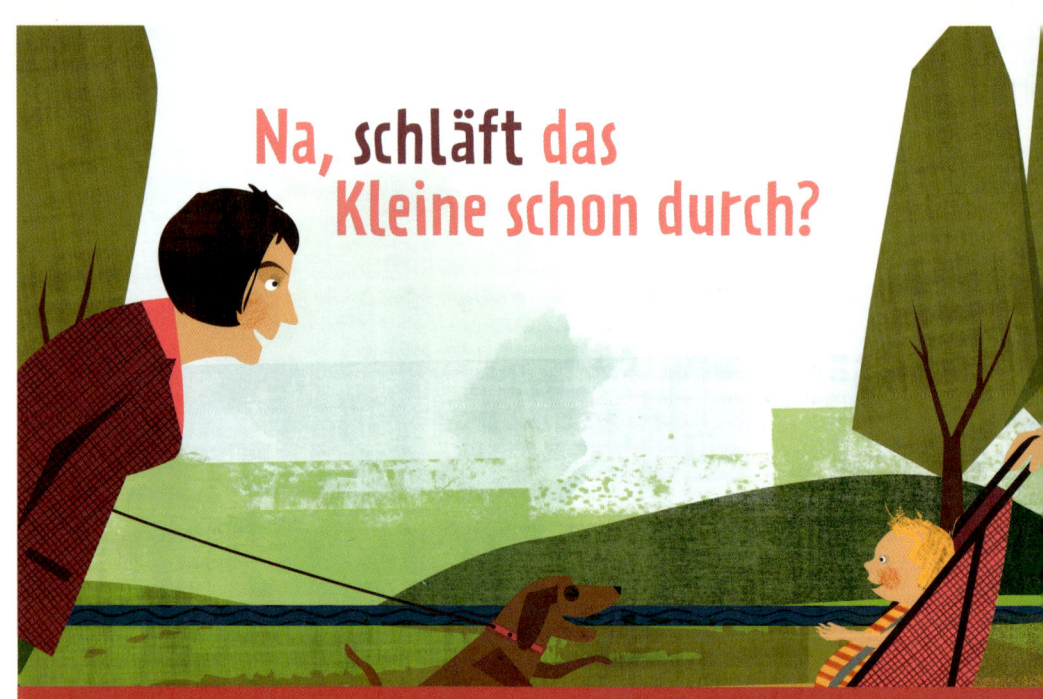

Na, schläft das Kleine schon durch?

Lotta schläft durch

Schlafen ohne Unterbrechung – für
Eltern eins der süßesten Verspre-
chen ... Dafür braucht man eine
Spürnase – und Geduld.

Und, habt ihr gut geschlafen?

NEIN, VERDAMMT NOCH MAL! Wenn man Nacht für Nacht Dienst schiebt und seit Monaten keine drei Stunden am Stück geschlafen hat, kann man bei dieser Frage schon mal die Nerven verlieren. Aber ganz ehrlich – welches Baby schläft schon verlässlich durch?

Wie konnte ich jemals freiwillig Nächte durchmachen? Das frage ich mich immer wieder, seitdem ich Kinder habe. Ja sicher, es wird besser und irgendwann ist Durchschlafen auch kein Thema mehr. Aber die Babyzeit (und auch das Kleinkindalter…) sind für Eltern echt hart. Recht stabil schlafen viele Kinder erst mit drei Jahren. Gründe dafür gibt es viele – einer ist natürlich der unreife Schlaf. Im ersten Jahr zu erwarten, dass ein Kind durchschläft, ist daher ziemlich verwegen. Aber wir tun es trotzdem, machen uns damit riesigen Stress und die Enttäuschung ist vorprogrammiert.

Was heißt „Durchschlafen" überhaupt? Da gibt es ganz unterschiedliche Meinungen. Schlafexperten sagen, Durchschlafen ist, wenn ein Baby fünf bis sechs Stunden am Stück schläft. Und tatsächlich – für viele Eltern ist dies bereits wie der Himmel auf Erden. Andere wiederum empfinden es als Zumutung, wenn ihr Kind nach sechs Stunden Schlaf aufwacht.

Was ist Durchschlafen für Sie? Ist es realistisch, dass Ihr Baby dieses „Ziel" in naher Zukunft erreicht? Und was, wenn Ihr Kleines auch als stolzes Kindergartenkind noch nicht ans Durchschlafen denkt? Während das eine Baby ohne großen Aufwand nach vier Monaten durchschläft, wacht ein anderes im Alter von zwei Jahren immer noch drei bis viermal die Nacht auf – und das obwohl seine Eltern alles brav beachten, was das Durchschlafen unterstützt. Babys unterscheiden sich einfach viel mehr, als wir glauben, und die Einflussmöglichkeiten für uns Eltern sind begrenzt. Aber das bisschen Einfluss, das wir haben, wollen wir natürlich bestmöglich nutzen und ein paar Fallstricke gilt es auch zu umgehen.

Gewohnheit oder echtes Bedürfnis?

Ihr Kind ist zwei Monate alt. Wenn es sich nachts meldet, stillen Sie es oder geben ihm die Flasche. Die meisten würden hier wohl sagen, Sie erfüllen Ihrem Kind ein Bedürfnis – es hat schließlich Hunger. Machen Sie das Gleiche vier Monate später, gibt es sicher bereits mahnende Stimmen, die anmerken, dass Sie Ihrem Kind nicht laufend nachgeben sollten, sonst wird das nächtliche Trinken zur Gewohnheit. Verstreichen weitere sechs Monate, ist wahrscheinlich die Mehrheit der Meinung, dass Sie es geschafft haben, Ihr Kind zu verziehen und dass Sie selbst schuld daran sind, dass es nicht durchschläft. Das Gleiche lässt sich mit anderen typischen Verhaltensweisen von Eltern durchspielen, wie das Baby nachts herumzutragen oder zu sich ins Bett zu nehmen.

Wie erkennt man aber, ob es sich „nur" um eine Gewohnheit oder doch um ein echtes Bedürfnis handelt, das man als Eltern ernst nehmen muss? Wacht Ihr Baby nachts immer wieder auf und will an die Brust, weil das nächtliche Stillen zu einer lieb gewonnenen Gewohnheit geworden ist oder weil es die körperliche Nähe und die Beruhigung dringend braucht? Wacht Ihr Kind nachts immer wieder auf und will zu Ihnen ins Bett, weil es das einfach kuscheliger findet oder weil es ihm ohne Ihren körperlichen Beistand wirklich schlecht geht?

Oft wird es so sein, dass Sie es spüren – Ihre elterliche Intuition sagt Ihnen, worum es sich handelt. Oft genug aber auch nicht – außer Sie sind Empathist. Wenn Sie also mit bestimmten Verhaltensweisen, die Ihre Nachtruhe stören, Schluss machen wollen, sollten Sie ausprobieren, wie Ihr Kind auf den „Entzug" reagiert. Gewohnheiten lassen sich relativ leicht abgewöhnen – Bedürfnisse nicht. Je größer und anhaltender der Protest bzw. der Hilferuf also ausfällt, umso mehr spricht dafür, dass es sich um ein echtes Bedürfnis handelt. Dann scheint Ihr Kind einfach noch nicht so weit zu sein, Ihre Brust, Ihr Bett oder Ihren Arm aufzugeben und Sie tun gut daran, es ihm noch nicht zu nehmen. Auch ältere Babys und Kleinkinder können nachts stark ausgeprägte Bedürfnisse haben – und wenn noch so viele sagen, dass Babys dies oder das in dem Alter nicht mehr brauchen. Das ist großer Quatsch. Und dann gibt es ja auch noch die Babys mit ganz besonders starken Bedürfnissen …

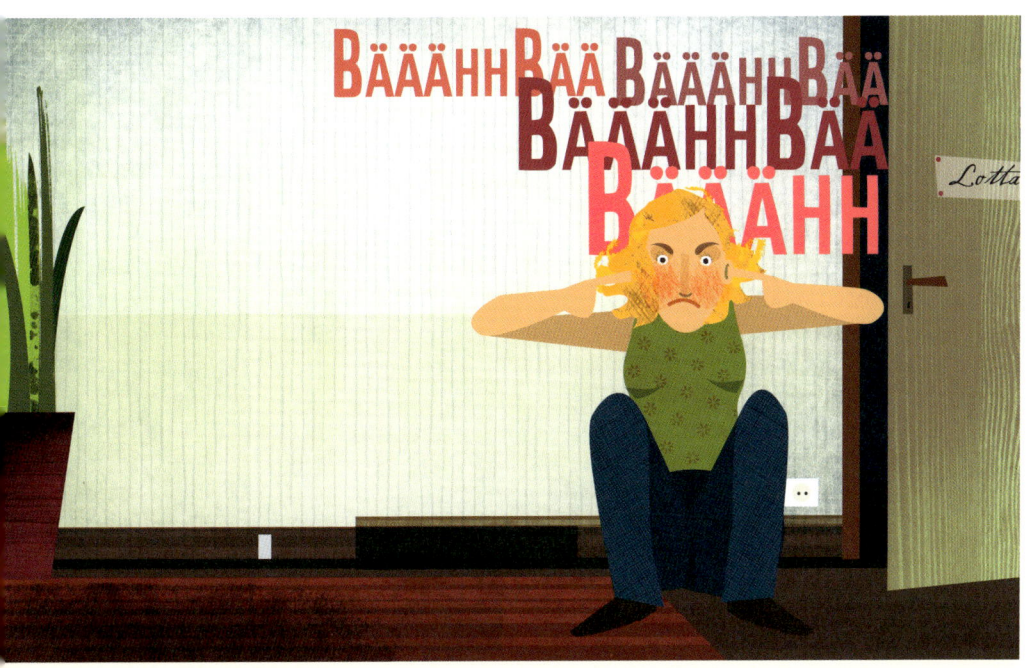

Bedürfnis oder Gewohnheit –
Lotta und das Tragen

Lotta (sieben Monate) will seit ihrer Geburt nur auf dem Arm herumgetragen werden – ob im wachen oder im schlafenden Zustand. Seit Lotta mobiler ist, geht es tagsüber ein wenig besser. Nachts sieht die Welt aber nach wie vor düster aus ...

„Bäh, äh, ähhhh, ääääääääähhhhh." „Oh, nein – nicht schon wieder. Ich krieg die Krise." Christian hat die Nase gestrichen voll. Lotta wacht nachts mindestens sechsmal auf – manchmal schläft sie nach dem Stillen gleich wieder ein, aber oft genug auch nicht. Da helfen dann auch keine beruhigenden Worte oder sonst etwas – Lotta besteht darauf, auf den Arm genommen zu werden.

Christian will's wissen

„Wir dürfen sie nicht immer gleich hoch nehmen, wenn sie anfängt zu weinen. Es ist ja kein Wunder, dass sie das immer will – sie hat sich daran gewöhnt! Jetzt ist Schluss damit! Sie ist sieben Monate alt! Da muss sie jetzt durch." Katrin kann auch nicht mehr – schließlich ist sie es ja, die Lotta die meiste Zeit nachts betreut. Christian muss am nächsten Tag bei der Arbeit funktionieren. „Und wir fangen am besten gleich jetzt damit an – ich gehe mit Lotta ins Wohnzimmer auf das Sofa und ich werde sie nicht herumtragen. Keine Sorge – ich lasse sie nicht einfach schreien. Ich bin ja bei ihr. Und du bleibst bitte hier, okay?" Christian nimmt die schreiende Lotta und geht ins andere Zimmer. „Oh, Mann – ob das gutgeht …" Katrin ist nicht wohl dabei. Sie hört, wie Lotta im Nebenzimmer brüllt, als ob man sie bei lebendigem Leibe braten würde. Katrin hat das Gefühl, dass es Lotta wirklich nicht gut geht, wenn sie nachts weinend aufwacht und selbst das Stillen nicht hilft. Ob es dann richtig ist, ihr den Arm zu verweigern, obwohl der das einzige Mittel ist, um Lotta zu beruhigen? Jetzt sind schon zehn Minuten vergangen und Lotta schreit immer noch wie am Spieß – lange hält Katrin das nicht mehr aus! Ihr ist heiß und sie schwitzt. Sie weiß genau, dass Christian alles tut, um Lotta zu zeigen, dass er für sie da ist, auch wenn er sie nicht herumträgt. Aber es scheint nichts zu nutzen. „15 Minuten sind um – ich geh rüber!"

Es ist immer noch ein Bedürfnis

Katrin nimmt die völlig aufgelöste, nach Luft schnappende Lotta auf den Arm. Christian sitzt auf dem Sofa, schüttelt den Kopf und hat Tränen in den Augen. „Das kann einfach nicht wahr sein – was hat sie nur?" Es dauert eine ganze Weile, bis Lotta sich auf Katrins Arm beruhigt hat. Selbst nachdem sie eingeschlafen ist, schnappt sie noch lange immer wieder nach Luft. Katrin legt die schlafende Lotta ins Bett und dreht sich zu Christian. „Es scheint keine Gewohnheit zu sein. Lotta braucht das Getragenwerden noch."

Die drei Baby-Modelle

Alle Babys haben die gleichen Bedürfnisse – sie brauchen Nähe, Trost, Beistand und mit zunehmendem Alter immer mehr Anregung, Freiraum und natürlich Anerkennung und Vertrauen. Aber die Bedürfnisse sind verschieden stark ausgeprägt und schon von Geburt an unterscheiden sich Babys deutlich darin, wie sie zufrieden zu stellen sind. Ist das eine Baby von Anfang an ein in sich ruhender Buddha, das sich scheinbar selbst genügt, ist das andere ein fleischgewordener Anspruch, der seine Eltern ununterbrochen fordert. Dazwischen gibt es natürlich noch das typische Baby – das hat von allem etwas. Wenn Sie wissen, welches „Modell" Sie zu Hause haben, können Sie besser einschätzen, welche Durchschlaf- bzw. Einschlaf-Tipps bei Ihrem Baby funktionieren könnten und es wird Ihnen leichter fallen, Verständnis für Ihr Baby aufzubringen, wenn die ganzen wunderbaren Tipps bei ihrem Baby keine Wirkung zeigen.

Das Vorzeige-Modell. Das Vorzeige-Baby ist ausgeglichen, in sich ruhend und stets zufrieden. Es ist rundum unkompliziert. Es schläft von Geburt an problemlos ein und schläft nach wenigen Wochen durch. Wenn es aufwacht, schreit es nicht, sondern beschäftigt sich mit sich selbst.

Legt man das Vorzeige-Baby zum Schlafen hin (vorausgesetzt es ist müde – das gilt auch hier), schläft es nach wenigen Minuten ein. Gerne auch ohne großen Beistand der Eltern. Vorzeige-Babys entwickeln früh einen ausgeprägten Schlaf-wach-Rhythmus und sind so für Eltern prima berechenbar. Eltern von Vorzeige-Babys wundern sich immer ein wenig, warum andere Eltern so viel zu klagen haben. Vorzeige-Babys gibt es tatsächlich – allerdings sehr selten.

Das anspruchsvolle Modell. Das anspruchsvolle Baby ist der krasse Gegensatz zum Vorzeige-Baby. Es sind Rund-um-die-Uhr-Kümmer-Babys, sensibel, anspruchsvoll und immer fordernd. Sie haben ausgesprochen starke Bedürfnisse und sie brauchen viel Zuwendung – so viel, dass ihre Eltern oft an ihre Grenzen kommen. Anspruchsvolle Babys sind häufig unzufrieden, fühlen sich unwohl, weinen und schreien verhältnismäßig viel. Sie wollen ständig auf dem Arm getragen werden, lassen sich nicht ablegen, schlafen schwer ein, wachen ständig auf. Die meisten Ein- und Durchschlaf-Tipps bringen bei ihnen nicht viel. Oft sind diese Babys selbst gegen die härtesten Schlaflernprogramme resistent. Eltern von anspruchsvollen Babys haben einen harten Job. Aber ihre Mühe zahlt sich aus. Wenn sie es schaffen, die Bedürfnisse ihrer Kleinen immer wieder ernst zu nehmen und darauf einzugehen, dann wird aus einem anspruchsvollen Baby oft schon nach ein paar Monaten ein klassisches Modell.

Das klassische Modell. Zum klassischen Modell gehören die meisten Babys – in einigen Bereichen sind sie pflegeleicht in anderen etwas anspruchsvoller. Das eine schläft hervorragend ein und wacht dafür nachts öfters auf. Das andere schläft nach wenigen Monaten wunderbar durch, braucht aber dafür ewig, bis es einschläft. Meist wirken die gewöhnlichen Einschlaf- und Durchschlaftricks

bei klassischen Babys ziemlich gut und das Engagement der Eltern lohnt sich recht schnell.

Während die Elterntypen über die Zeit hinweg recht stabil bleiben, gilt das Baby-Modell-Schema im Grunde nur für das erste Jahr, selten bis hin zum Kleinkindalter. Das heißt, aus anspruchsvollen Babys werden in einigen Monaten „normal anstrengende" Kinder. Das Gleiche gilt für Vorzeige-Modelle. Also – genießen Sie Ihr Vorzeige-Baby, wenn Sie eins haben bzw. stehen Sie Ihrem anspruchsvollen Baby bei und halten Sie durch – Besserung ist in Sicht!

Gründe fürs Aufwachen

Die meisten Babys wachen mehrmals in der Nacht auf – das ganze erste Lebensjahr hindurch. Sie dürfen sich also weiter auf regelmäßiges Gewecktwerden einstellen. Allerdings können Sie einiges tun, um die Abstände zwischen den Weckrufen zu vergrößern oder anders gesagt, Sie können versuchen, die Dauer des zusammenhängenden Schlafes zu erhöhen. Dazu müssen Sie aber erst einmal herausfinden, warum Ihr Baby eigentlich aufwacht. Gründe dafür gibt es viele, aber es ist nicht immer leicht, den

konkreten Anlass zu erkennen. Vielleicht müssen Sie eine ganze Weile Detektivarbeit leisten.

Wenn Sie der Typ dazu sind (den Strukturisten wird das zum Beispiel gefallen), führen Sie am besten ein Babytagebuch. Es fällt dann leichter, den Gründen fürs Aufwachen auf die Schliche zu kommen. Ich meine nicht so ein Babytagebuch, das Sie fertig kaufen können und in das Sie die Entwicklungen Ihres Sprösslings eintragen. Ich meine einfach nur ein kleines

Lotta die Anspruchsvolle

Lotta weiß, was sie will, und fordert die Befriedigung ihrer Bedürfnisse konsequent ein. Funktionierende Routinen – was ist das? Katrin und Christian haben es nicht leicht – aber sie tragen es (meistens) mit Fassung!

So süß Lotta auch ist – sie ist wahnsinnig anstrengend. Lotta schläft fast ausschließlich auf dem Arm ein. Am besten muss sie dabei noch ordentlich gewippt werden. Das Ablegen klappt auch nach sieben Monaten nicht zuverlässig. Nachts wacht sie stündlich (oder öfter) auf. Sie will dann an die Brust. Manchmal reicht ihr das nicht und sie muss herumgetragen werden. Schnuller nimmt sie nicht. Tagsüber schläft sie nur kurz – zwei- bis dreimal eine halbe Stunde. Alle Kinder schlafen gerne im Kinderwagen oder im Auto? Von wegen! Lotta schreit konsequent von Anfang bis Ende jeder Fahrt – egal in welcher Position und in welchem Gefährt. Und auch tagsüber muss Lotta immer mal auf dem Arm Energie tanken, bevor sie sich wieder voller Neugier ihrer Umwelt widmet.

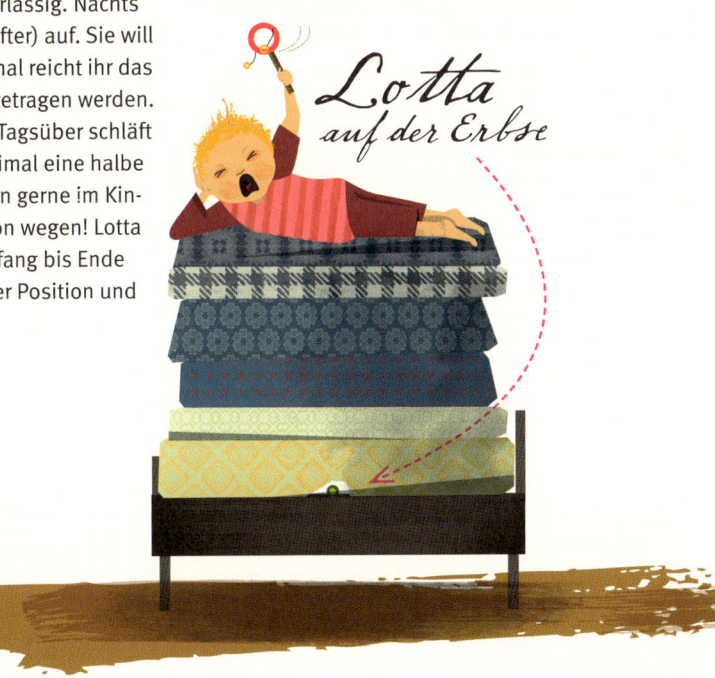

Lotta auf der Erbse

Notizbüchlein, in das Sie alles notieren, was für den Schlaf Ihres Babys irgendwie relevant sein könnte. Was hat Ihr Kind gegessen? Was hat es erlebt? Wie und wo hat es geschlafen? Was hat es gelernt? Wie sehr Sie ins Detail gehen, ist Ihnen überlassen. Das Babytagebuch hat eine gewisse Ähnlichkeit zum Schlafprotokoll – nur konzentriert es sich nicht allein auf den Schlaf, sondern eher um das Drumherum.

Und damit Sie eine Vorstellung davon bekommen, was die Kleinen alles vom Schlafen abhält, habe ich Ihnen hier die typischen Ursachen fürs Aufwachen zusammengestellt:

Hunger

In den ersten Wochen und Monaten wachen Babys meistens auf, weil sie Hunger haben. Sie brauchen auch nachts die wertvolle Energiezufuhr. Einigen Babys reicht es, einmal die Nacht zu trinken, andere wollen alle zwei Stunden (oder öfter) ihren Magen füllen. Stillkinder wachen nachts häufiger auf als Babys, die die Flasche bekommen. Wahrscheinlich liegt es einfach daran, dass Stillkinder oft in unmittelbarer Nähe ihrer Mutter schlafen, sodass sie durch ihren Geruch und ihre Bewegungen daran erinnert werden, dass es da etwas Leckeres zu essen gibt.

WISSEN

Nachts wickeln?

Idealerweise sollten Sie Ihr Kind nachts nicht unnötig wickeln. Auch wenn Sie dies noch so „sanft" im Bett bei Schlummerlicht machen, kann das den empfindlichen Babyschlaf stören. Wickeln Sie Ihr Baby in der Nacht daher am besten nur, wenn es ein großes Geschäft in die Windel gemacht hat. Und das kommt in der Regel nur die ersten Wochen nach der Geburt vor. Urin in der Windel macht den Po nicht wund und stört Babys auch nicht. Die Windeln sind heutzutage sehr saugstark und hautfreundlich. Benutzen Sie lieber keine Stoffwindeln für die Nacht – meiner Erfahrung nach halten die nicht besonders lange dicht. Wenn Ihr Kind trotzdem immer wieder gegen Morgen „ausläuft", probieren Sie doch einfach eine andere Marke aus oder nehmen Sie die nächste Windelgröße.

Bauchschmerzen

Besonders in den ersten zwei bis drei Monaten haben einige Babys nachts mit Bauchschmerzen zu kämpfen. Ein warmes Kirschkernkissen, Herumtragen im Fliegergriff oder eine Bauchmassage können da helfen. Auch wenn Sie mit der Beikost anfangen, kann das Ihrem Baby Bauchschmerzen bescheren – besonders dann, wenn ihm ein bestimmtes Lebensmittel nicht so gut bekommt.

Nähe

Viele Babys haben nachts ein ausgeprägtes Bedürfnis nach Nähe. Wenn diese Babys in einem eigenen Bett schlafen oder vielleicht sogar in einem anderen Raum, wollen sie, sobald sie aufwachen, zu ihren Eltern. Wenn sie es ins Elternbett geschafft haben, schlafen sie glücklich und zufrieden meist ohne große bzw. merkbare Unterbrechungen.

Unwohlsein

Manchmal fühlen sich Babys einfach unwohl und wachen deshalb auf. Ihnen ist entweder zu warm oder zu kalt, vielleicht ist auch die Schlafposition nicht die richtige. Vielleicht stören aber auch ein Geruch (zum Beispiel vom Waschmittel) oder ein bestimmtes Geräusch. Durch Experimentieren und Ausprobieren können Sie diese Unruhestifter in der Regel schnell loswerden.

Erkältung

Erkältungen sind ein echter Horror – nicht nur für Babys, die es unerträglich finden, wenn sie nicht ordentlich durch die Nase atmen können oder Husten müssen. Auch Eltern haben nichts zu lachen. Hustenanfälle und verstopfte Nasen lassen sie kaum zum Schlafen kommen. Und ob Sie nun Befürworter von Nasentropfen, Nasenduschen, Zwiebelluft oder Thymiansalbe sind – egal was Sie machen, großartige Behandlungserfolge dürfen Sie nicht erwarten. Die beste Symptomlinderung ist immer noch Ihr nächtlicher Beistand.

Zähne

„Es sind bestimmt die Zähne!" Wenn man keinen richtigen Grund findet, warum ein Baby schlecht schläft oder sich insgesamt unwohl fühlt, schiebt man es gerne auf die Zähne. Klar gibt es sie – die typischen Anzeichen für Zahnungsbeschwerden: Sabbern, häufiges An-den-

Mund-Fassen und dabei weinen, rote Backen, geschwollene Zahnleisten etc. Aber nicht jedes Kind hat sie. Es gibt Kinder, die zeigen alle typischen Anzeichen, da ist noch lange nichts von einem Zahn zu sehen. Und bei anderen wundert man sich, wenn plötzlich wieder ein Zahn da ist, der sich in keiner Weise angekündigt hat. Gegen Zahnungsbeschwerden wird vieles angeboten: Bernsteinketten, Globuli, Gel für die Zahnleisten usw. Jeder schwört auf was anderes. Ob sie tatsächlich den Schmerz lindern – wer weiß. Sie helfen zumindest den Eltern, weil die das Gefühl haben, für ihr Kind etwas tun zu können.

Entwicklung

Wenn die Kleinen mobil werden, jeden Tag ein Stückchen mehr die Welt entdecken und ihre Fähigkeiten ausbauen, dann wirkt sich das auch auf den Schlaf aus. Viele Babys üben im Schlaf bestimmte Bewegungsabläufe oder „verdauen" nachts das Erlebte – an neuen Eindrücken mangelt es ihnen jedenfalls nicht. Das fördert nicht gerade den ruhigen Schlaf und ist häufig der Grund, warum Babys die die ersten vier, fünf Monate hervorragend geschlafen haben, nachts plötzlich ganz unruhig werden. Auch Wachstumsschübe können sich nachts bemerkbar machen.

Gewohnheiten

Auch Babys haben ihre Gewohnheiten – am Tage wie in der Nacht. Wachen sie nachts auf – und das tun sie bekanntlich häufig –, wollen sie so beruhigt werden, wie sie es kennen. Die einen verlangen nach der Brust oder nach dem Fläschchen, die anderen wollen herumgetragen werden oder einfach nur den Schnuller. Wichtig ist, dass Sie sich als Eltern klarmachen: Solange Ihr Baby noch nicht alleine einschlafen kann, ist es auf Ihre Unterstützung und Zuwendung angewiesen.

Voraussetzungen für entspannte(re) Nächte

Optimale Voraussetzungen zum Schlafen – wenn Sie die für sich und Ihr Baby schaffen, ist das schon mal die halbe Miete. Die passenden Rahmenbedingungen helfen Ihnen dabei, die Nächte zu überstehen oder sie reichen Ihrem

Lotta wacht ständig auf – warum bloß?

Lotta ist jetzt schon neun Monate alt und wacht immer noch stündlich auf, in der zweiten Nachthälfte sogar häufiger. Katrin und Christian wissen nicht mehr, was sie tun sollen. Sie haben alles Mögliche ausprobiert, aber warum auch immer – es ändert sich nichts an ihrem unruhigen Schlaf.

Lotta hangelt sich am Sofa entlang, bleibt stehen und schielt zum Sessel. Dann lässt sie los, macht einen beherzten Schritt und lässt sich voller Erleichterung mit ihrem Oberkörper auf das Sesselpolster fallen. Sie hat's geschafft! Stolz grinst sie ihre Eltern an.

Die Tag- und die Nacht-Lotta

„Man glaubt nicht, dass dieses Kind nachts so schlecht schläft!" Christian nimmt seine Lotta und wirft sie zu ihrem Entzücken in die Luft. „Na ja – sie kommt wahrscheinlich schon zu ihrem Schlaf. Sie wacht ja nie so richtig auf. Die Augen hat sie meistens geschlossen, selbst wenn sie weint." Katrin ist wirklich ratlos – ihr kommt es so vor, als habe sie zwei Lottas, eine Tag- und eine Nacht-Lotta. Der Tag-Lotta geht es gerade super gut. Sie wird immer mobiler und das wirkt sich beträchtlich auf ihre Laune aus. Sie ist topfit und bestens gelaunt. Sie ist nicht krank, die Zähne lassen sie

gerade mal in Ruhe und alle potenziellen Schlaf-Störfaktoren wurden von Christian systematisch eliminiert. Das Einschlafen klappt mittlerweile gut und der Tagesablauf ist eingespielt und relativ gleichförmig. Also eigentlich optimale Bedingungen für ruhige Nächte.

Ist das Stillen „schuld"?

Aber die Nächte sind alles andere als entspannt! Katrin geht heute mit Lotta zum Impfen. Da wird sie einfach mal Lottas Kinderarzt, Dr. Sonntag, fragen, ob er eine Idee hat, was nachts mit Lotta los ist. Dr. Sonntag hört aufmerksam zu und nickt verständnisvoll – so als ob er die Geschichte schon zigmal gehört hätte. „Es ist normal, dass Babys häufig wach werden. Besonders in der zweiten Nachhälfte, wenn mehr geträumt wird, sind viele Kinder unruhiger und wachen daher auch öfter auf. Stillen Sie denn noch nachts?" „Ja." Katrin wusste, dass diese Frage kommen würde.

„Vielleicht sollten Sie einfach mal damit aufhören." Einfach – Scherzkeks. Oh Mann, diese Ärzte! Katrin hat sich bisher vor diesem Thema gedrückt. Sie genießt das Stillen noch immer – besonders nachts, wenn Lotta ganz ruhig trinkt und danach friedlich einschläft. Leider will Lotta aber nachts zu oft an die Brust und schläft dann eben auch nicht immer nach dem Trinken ein. Das ist ja das Problem. Vielleicht ist jetzt doch die Zeit gekommen, zumindest mit dem nächtlichen Stillen aufzuhören. Es muss ja nicht gleich ganz Schluss sein. Morgens und abends will Katrin auf jeden Fall weiter stillen – tagsüber stillt sie ja mittlerweile sowieso kaum noch. Sie will es anpacken – die Aussicht auf mehr Schlaf ist doch zu verlockend. Am besten am Wochenende, wenn Christian nicht arbeiten muss und unterstützen kann.

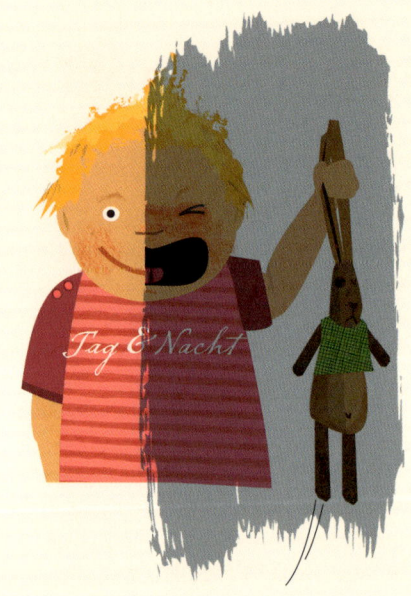

Die Antwort lässt auf sich warten

Der Freitag naht – und Lotta hat sich wieder mal eine richtig heftige Erkältung eingefangen. Toll – das Projekt „nächtliches Abstillen" hat noch nicht einmal begonnen, da muss es schon abgebrochen werden. Und die Frage, ob das Stillen für die unruhigen Nächte verantwortlich ist, bleibt erst mal offen.

Baby vielleicht sogar schon zum Durchschlafen – zumindest aber zum Besser-Schlafen.

Vielleicht fällt Ihnen ja spontan etwas ein, was Sie an Ihrer aktuellen Schlafsituation ändern können, damit die Nächte angenehmer werden? Ich weiß noch, wie lange ich hingenommen habe, dass der Babybalkon unserer Tochter Clara nicht auf der gleichen Höhe von unserem Bett war, sondern einige Zentimeter tiefer. Nach dem Stillen musste ich sie immer in ihr Bett heben, sonst bestand die Gefahr, dass sie, wenn sie sich dreht, in ihr Bett kullert und dabei aufwacht. Aber auch das Umbetten klappte oft genug nicht und sie war wach. Mit vier neuen Bohrlöchern waren unsere Betten auf einer Ebene und das Problem war innerhalb einer halben Stunde beseitigt. Oft genug wissen wir ziemlich genau, was wir tun könnten, um die Schlafsituation zu verbessern – aber wir machen es nicht. Aus Bequemlichkeit (Betten umstellen – oh ne, nicht jetzt), aus Sorge (meinen Mann in die Nachtdienste einbeziehen – kann ich ihm das zumuten bzw. kann ich das meinem Kind antun?) oder aus Prinzip (die Kleine in unserem Bett schlafen lassen – kommt nicht in Frage). Es lohnt sich auf jeden Fall, Ihr aktuelles „Schlafkonzept" zu überdenken und da, wo Sie Optimierungspotenzial

sehen, anzupacken. Im Nachhinein werden Sie sich fragen, warum Sie das nicht schon viel früher getan haben.

Wenn ich gleich von dem richtigen Schlafplatz, von dem richtigen Rhythmus oder dem richtigen Team spreche, meine ich damit nicht ein allgemeingültiges „Richtig" – das gibt es, wie immer, nicht. Ich spreche hier von dem, was für Sie und Ihre Familie richtig ist. Und das gilt es jetzt herauszufinden!

Der richtige Schlafplatz

Wo schläft Ihr Baby am besten? Neben Ihnen? Das ist zumindest bei den meisten Babys der Fall. Ist ja auch nicht schwer nachzuvollziehen. Ich schlafe auch am liebsten neben meinem Mann und nicht alleine. Das Schlafen bei den Eltern – neudeutsch auch Co-Sleeping genannt – ist sicher das Naheliegendste, weil natürlichste. Ein Baby – abhängig und schutzlos wie es ist – will die Nähe seiner Eltern spüren und das nicht nur tagsüber. Daher vergewissert es sich gerne mehrmals im Halbschlaf, ob die Eltern auch bei ihm sind. Wenn ja, ist alles klar und es kann weitergeschlafen werden (so machen das jedenfalls die Vorzeige- und viele der klassischen Modelle). Wenn nein, dann gilt es die Eltern

WISSEN

Den Anschluss schaffen

Babys wachen häufig nach 20 bis 30 Minuten nach dem Einschlafen wieder auf – sie befinden sich dann im Übergang in die nächste Schlafphase. Wenn Sie an diesem kritischen Punkt Ihr Kind durch Tätscheln, Streicheln etc. beruhigen, kann es den Anschluss an die nächste Schlafphase schaffen und schläft noch ein Weilchen weiter. Das gilt für den Tag- und den Nachtschlaf.

so schnell und eindringlich wie möglich herbei zu rufen.

Co-Sleeping kann auch für Sie ungeheuer praktisch sein. Hat Ihr Kind nachts Hunger, müssen Sie nicht erst großartig aus dem Bett steigen, um es zu stillen oder ihm die Flasche zu geben. Sie bleiben einfach liegen, füttern Ihr Kind und dösen dabei weiter. Sie können auch schneller reagieren, wenn Ihr Baby Sie braucht. Sie strecken einfach die Hand aus, streicheln es, murmeln ein paar beruhigende Worte oder geben ihm den Schnuller. Ihr Baby kann weiterschlafen, ohne richtig wach geworden zu sein – und Sie auch.

Das ganze Durchschlafen wäre kein Thema, wenn man einfach sagen könnte: Nehmen Sie Ihre Kinder zu sich ins Bett und dann ist alles gut. So einfach ist es leider nicht. Vielleicht schläft Ihr Baby prima neben Ihnen, aber Sie schlafen alles andere als gut neben Ihrem Baby. Besonders dann, wenn Ihr Kind die Hälfte des Bettes in Beschlag nimmt, dabei ständig an Ihnen herumnestelt, seine Füße in Ihrem Bauch vergräbt und alle möglichen Geräusche von sich gibt. Dann ist es wichtig, dass Sie einen Grad der Nähe finden, der Ihrem Kind ausreicht und für Sie akzeptabel ist. Ein Babybalkon könnte die Lösung sein, ein größeres Bett oder ein Matratzenlager für die ganze Familie (so machen es die Japaner). Das gemeinsame Schlafen ist jedenfalls oft der schlaffreundlichste Weg. Und mit Sicherheit besser, als sich über Monate oder auch Jahre hinweg damit abzumühen, das Kind an sein eigenes Bett im eigenen Zimmer zu gewöhnen. Irgendwann will es ja eh alleine in seinem Bett schlafen.

Auch wenn ich eine überzeugte Befürworterin des Co-Sleepings bin – es ist kein Allheilmittel. Es gibt Kinder, die schlafen tatsächlich besser in ihrem eigenen Bett und am besten noch in einem separaten Zimmer. Und bei einem anspruchsvollen Baby-Modell können Sie sowieso nicht erwarten, dass ihm das gemeinsame Schlafen ausreicht, um nachts Durchschlafen zu können.

Der richtige Rhythmus

Viele Kinder schlafen nachts besser, wenn sie tagsüber einen regelmäßigen Rhythmus leben. Hier gilt die einfache Formel: je regelmäßiger und ruhiger der Tag, desto ruhiger die Nacht. Das heißt, Schlafen, Essen, Spielen, Spazierengehen finden immer etwa zur gleichen Zeit statt. Für Sie als Eltern bedeutet das natürlich, dass Sie eine gewisse Konsequenz an den Tag legen müssen. Sie haben dafür zu sorgen, dass Ihr Baby zu bestimmten Zeiten isst und zu festen Zeiten schläft. Schläft es mittags zu lang

oder zu spät, müssen Sie es wecken oder sie müssen verhindern, dass es einschläft. Für Strukturisten kein Problem – für Spontanisten und Empathisten ist das nicht leicht umzusetzen. Oft werden sie das aber auch gar nicht wollen. Auf jeden Fall wird Ihr Kind auch ohne stringenten Rhythmus das Durchschlafen lernen. Dauert dann vielleicht ein bisschen länger. Aber auch ein super Rhythmus ist kein Garant für ruhige Nächte.

Ein richtiges Team

Sind Sie und Ihr Partner in Sachen Nachtdienst ein echtes Team? Oder fallen Ihnen da spontan ein paar Dinge ein, die Ihr Partner ruhig auch mal übernehmen könnte – aufstehen, wenn Ihr Baby

WISSEN

Neben Papa schläft es sich manchmal besser

Einigen Babys bekommt es gut, wenn sie neben Papa statt neben Mama schlafen. Wenn Ihr Baby schon ein paar Monate auf dem Buckel hat und Sie finden, dass es sehr häufig aufwacht und an die Brust will, können Sie mal ausprobieren, ob sich an seinem Verhalten etwas ändert, wenn Ihr

Partner neben ihm schläft. Manchmal ist es so, dass die unmittelbare Nähe der „Milchquelle" einen zusätzlichen Anreiz zum Aufwachen bietet. Es hilft dann, wenn die reizvolle Milchquelle ein wenig weggrückt, aber gleichzeitig ein vertrauter Mensch in Reichweite bleibt.

weint, Fläschchen machen, morgens um fünf den Frühdienst antreten etc. Oft meistert ein Elternteil – sind wir mal ehrlich, meistens die Mütter – den Großteil der nächtlichen Betreuung allein. Häufig wollen das die Mütter erst einmal so – schließlich ist das Stillen Frauensache. Das geht eine ganze Weile gut. Bis irgendwann die Unzufriedenheit einsetzt – meist dann, wenn durch den monatelangen Schlafentzug die körperliche und psychische Erschöpfung nicht mehr auszuhalten ist.

Allerspätestens jetzt ist es Zeit, sich den Nachtdienst aufzuteilen oder sonst einen Ausgleich zu vereinbaren. Sie fragen sich vielleicht, was das konkret mit dem Durchschlafen Ihres Babys zu tun hat. Alles was zu Ihrer Entspannung beiträgt, wird auch Ihr Kind entspannen und somit zu einer ruhigeren Nacht führen. Sprechen Sie also miteinander und teilen Sie sich die Nacht, den Abend, den Morgen auf. Wie Sie das konkret machen, hängt von Ihren individuellen Vorlieben und von Ihren Lebensumständen ab. Als Morgenmuffel werden Sie sich nicht um den Frühdienst reißen, sondern lieber die erste Nachthälfte übernehmen und

wenn Sie voll berufstätig sind, kommt vielleicht nur ein Dienst am Wochenende in Frage. Das müssen Sie gemeinsam herausfinden. Varianten gibt es auf jeden Fall viele. Es soll zum Beispiel Männer geben, die Ihrer Frau nachts das Kind zum Stillen reichen – unglaublich! Die Erfahrung sagt, dass es Sinn hat, relativ feste Regeln einzuführen, was die Dienste angeht. Sonst bröckeln die guten Vorsätze ziemlich schnell und die Last hängt dann doch wieder an Muttern.

Sind Sie alleinerziehend, ist es natürlich nicht so leicht, für Entlastung zu sorgen. Vielleicht haben Sie aber die Möglichkeit, Vertraute (Freunde, Eltern) einzubeziehen, sodass Sie zumindest mit einer gewissen Regelmäßigkeit zu ein paar zusammenhängenden Stunden Schlaf kommen.

Glauben Sie mir: Wenn Sie es schaffen, sich in regelmäßigen Abständen ein gutes Stück Schlaf zu organisieren, dann nehmen Sie spürbar den Druck aus dem Thema „Durchschlafen" raus. Es wird Ihnen um einiges leichter fallen, die Zeit, bis Ihr Kind wirklich durchschläft, durchzuhalten.

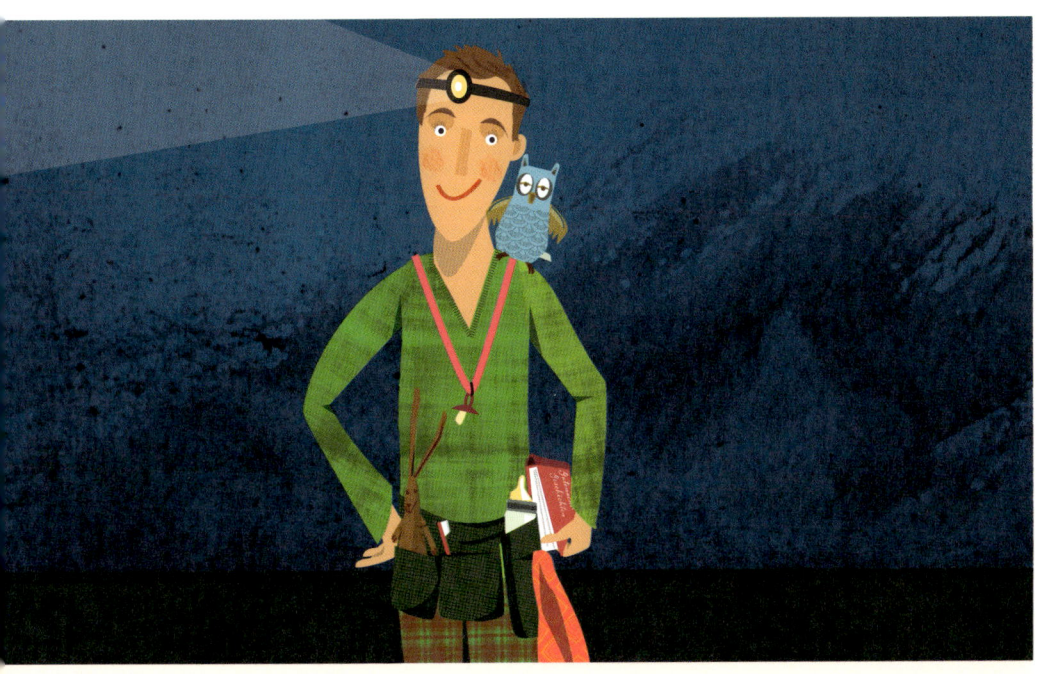

Jetzt muss auch Christian ran

Bisher sah der Deal zwischen Katrin und Christian so aus: Katrin kümmert sich nachts um Lotta (mittlerweile neun Monate), Christian darf ungestört schlafen, um tagsüber im Job zu funktionieren. Seit einigen Wochen aber wurmt es Katrin immer mehr, dass sie diese schrecklichen Nächte allein bewältigen muss.

Bähhäääää." „Ich geh schon." Katrin läuft zu Lotta ins Schlafzimmer. Christian ist gerade von der Arbeit nach Hause gekommen – wieder mal recht spät. Einen ruhigen Abend hatten die beiden schon lange nicht mehr. Sie sind immer auf Warteposition, bis Lotta sich das nächste Mal meldet. „Christian, wir müssen sprechen." Katrin kommt aus dem Schlafzimmer – Lotta schläft wieder. Sie sieht müde und blass aus. Christian ist etwas mulmig zumute. Was jetzt wohl kommt?

Katrin braucht Christians Unterstützung

„Wir müssen uns anders organisieren. Ich kann nicht mehr – du musst mir mit den Nächten helfen." Katrin stemmt nicht nur die Nächte meistens alleine. Ohne dass die beiden das ausdrücklich vereinbart hätten, fällt auch der „Frühdienst" zu 99 Prozent in Katrins Zuständigkeitsbereich. Sie weiß ja, wie schwer es Christian fällt, früh aufzustehen. Und wenn sie ihn mal spontan am Morgen bittet, ihr Lotta abzunehmen, weil sie nach einer Nacht im Dauer-Lotta-Einsatz so fertig ist und einfach ein Stündchen weiterschlafen möchte, dann dauert das derart lange, bis Christian in die Gänge kommt, da macht sie es doch lieber gleich selber. Davon abgesehen ist Lotta auch nicht gerade begeistert, einen nicht ganz zurechnungsfähigen und alles andere als geistig anwesenden Papa als Spielgefährten zu haben. Mit einem Gelegenheitsbeistand kann Katrin jedenfalls nichts mehr anfangen. Sie braucht eine verlässliche Regelung, wer wann Lotta-Dienst hat. Sie muss schließlich auch den ganzen Tag funktionieren. Und das fällt ihr zunehmend schwer. Der wenige Schlaf der letzten Monate hat doch deutliche Spuren hinterlassen. Sie kriegt die einfachsten Dinge nicht mehr gebacken – was sie sonst im Handumdrehen organisiert und erledigt hatte, kommt ihr jetzt wie ein unüberwindbarer Berg vor. Und dann hat sie ja auch noch die quirlige Lotta den ganzen Tag um sich.

Eine klare Regelung soll helfen

„Klar – da muss ich jetzt wohl ran. Hast du schon eine Vorstellung, wie ich unterstützen kann?" „Ja. Du könntest immer an den Wochenenden eine Frühschicht übernehmen. Da kann ich dann mal ausschlafen. Und unter der Woche fände ich gut, wenn wir uns mit der ersten Nachthälfte abwechseln würden." Einen ganzen Nachtdienst wagt Katrin noch nicht an Christian abzugeben – sie stillt nachts immer noch … Lotta ist seit vier Wochen quasi dauerkrank. Da ging nichts mit Abstillen. Aber die erste Nachthälfte müsste klappen – und wenn Christian Lotta nicht beruhigt kriegt, kann er sie Katrin zum Stillen bringen. „Gut, so machen wir das." Christian weiß, dass er da nicht drum rum kommt. Die Lasten waren bisher wirklich nicht gerecht verteilt – dass weiß er auch. Christian möchte in Zukunft mehr darauf achten, dass so eine Schieflage gar nicht erst entsteht.

Schon wieder wach – und jetzt?

Auch wenn Sie die optimalen Durchschlafbedingungen schaffen – höchstwahrscheinlich wird das Thema damit nicht erledigt sein. Jetzt gilt es, Sie noch mit ein paar Survival Tipps und Tricks auszurüsten – damit sie im Ernstfall wissen, was zu tun ist.

Wenn Sie Ihr Baby in den ersten Wochen alle zwei Stunden weckt, weil es Hunger hat, so ist das für Sie wahrscheinlich ganz gut zu verkraften. Die Hormone helfen ordentlich mit. Aber wenn drei Monate vergangen sind, wollen Sie zumindest kleine Erfolge sehen. Die Dauer zwischen zwei Mahlzeiten sollte sich vergrößern und der Schlaf Ihres Babys sollte tiefer werden. Nur leider werden diese kleinen Dinger nicht selten nach vier, fünf Monaten nachts um einiges pflegeintensiver. Verantwortlich dafür sind – wie schon gesagt – Entwicklungsschübe, Zahnungs-beschwerden oder Erkältungen. Was tun Sie, wenn Ihr Kind das vierte Mal in der Nacht nach Ihnen verlangt? Es ist nicht immer leicht, mitten in der Nacht, geduldig und voller Hingabe ein schreiendes Baby zu beruhigen und wieder zum Schlafen zu bringen. Vielleicht stellen Sie sich die Frage, ob das richtig ist, was Sie da nachts veranstalten. Verlangen Sie zu viel von Ihrem Baby oder ist etwa der Weg des geringsten Widerstandes der richtige? Was Sie auch tun – es muss sich für Sie richtig anfühlen. Und ich meine wirklich fühlen.

Schlaf, Kindchen, schlaf

Was ist zu tun, wenn Ihr Kind nachts wach wird? Klar – es kommt darauf an. Wenn es Hunger hat, geben Sie ihm was zu essen, wenn es sich unwohl fühlt, schauen Sie, dass Sie herausfinden, was Ihr Baby stört, wenn es krank ist oder

Schmerzen hat, pflegen Sie es und stehen ihm bei. Wacht es aber auf und braucht keine konkrete „Dienstleistung", dann wäre es schön, wenn Ihr Baby es schafft, ohne große Unterstützung Ihrerseits wieder weiterzuschlafen. Meistens bedeutet das, dass Ihr Kleines eine lieb gewonnene Gewohnheit aufgeben muss, wie zum Beispiel nachts gestillt zu werden oder Milchflaschen gereicht zu bekommen. Nach ein paar anstrengenden Nächten für Sie und Ihr Baby ist es dann aber auch geschafft – vorausgesetzt es ging tatsächlich um eine Gewohnheit und nicht um ein Bedürfnis. Für wahre Empathisten ist dieses Vorgehen allerdings keine echte Option. Für Sie heißt die Devise, den gewohnten

Service bieten, bis das Kind nicht mehr will oder aber „Beruhigen nach Bedarf". Denn auch so lernen Kinder das Durchschlafen.

Beruhigen nach Bedarf

Was bedeutet das konkret? Wenn sich Ihr Baby nachts meldet, geben Sie ihm genau das, was nötig ist, um es zu beruhigen. Wacht es auf, warten Sie erst einmal kurz ab, ob es sich ohne Ihr Zutun wieder beruhigt. Manchmal geben die Kleinen ein paar Geräusche von sich, sind im Halbschlaf, bekommen aber von selbst die Kurve und schlafen wieder fest ein. Merken Sie, das wird nichts, tun Sie

WISSEN

Von der Brust zur Flasche – kein echter Vorteil

Wollen Sie vom nächtlichen Stillen wegkommen und ihr Kind ist über sechs Monate alt, dann sollten Sie die Brust nicht unbedingt durch die Milchflasche ersetzen. Im Zweifel haben Sie dann nämlich nachts noch weniger Ruhe als zuvor. So eine Milchflasche muss schließlich vorbereitet und in dem Alter auch meistens noch gehalten werden. Und wenn sich Ihr Kind mit der Flasche angefreundet hat, kann es Ihnen passieren, dass es drei bis vier (oder mehr) Flaschen die Nacht verlangt. Hunger in der Nacht ist bei älteren Babys in der Regel eine Sache der Gewohnheit. Hat sich Ihr Kind erst einmal daran gewöhnt, dass es nachts keine Milch mehr bekommt, dann verspürt es auch kein Verlangen mehr danach.

nur das Nötigste und nicht mehr. Geben Sie Ihrem Kind den Schnuller, murmeln Sie ein paar beruhigende Worte, legen ihm die Hand auf oder summen ein vertrautes Liedchen. Reicht das nicht aus, dann erst kommen die für Sie umständlicheren „Beruhigungsmaßnahmen" an die Reihe – Stillen bzw. Milchflasche geben, Ihr Baby zu sich ins Bett oder auf den Arm nehmen, Herumtragen, gemeinsam auf dem Gymnastikball wippen etc.

Durch das „Beruhigen nach Bedarf" lassen sich Babys mit der Zeit an die wenig aufwendigen, also elternfreundlichen Beruhigungsmethoden (einfach nur da sein, ein paar beruhigende Worte etc.) heranführen – bis Sie dann irgendwann gar keinen Bedarf an Unterstützung mehr haben.

Ade, ihr lieben Gewohnheiten

Die ganze Nacht Dauerstillen oder das Baby im Stundentakt durch die Wohnung tragen. Hört sich extrem an – ist aber keine Seltenheit. Manche Babys machen es ihren Eltern wirklich nicht leicht. Sie haben sich daran gewöhnt, auf eine bestimmte Art und Weise beruhigt zu werden und das fordern sie jedes Mal ein, wenn sie auch nur im Ansatz aufwachen. Beim besten Willen geht da den meisten Müttern bzw. Eltern irgendwann die Puste aus. Wenn es Ihnen so oder ähnlich ergeht, haben Sie wahrscheinlich nicht erst einmal darüber nachgedacht, wie sie aus diesem Ding wieder rauskommen. Ihrem Kind einfach die gewohnte „Beruhigungspille" nehmen? Können Sie ihm das antun? Ist der Entzug nicht zu heftig?

Es gibt unterschiedliche Meinungen, ab wann man einem Kind solche Entbehrungen zumuten darf. Entscheidend ist hier aber Ihre Verfassung – wenn Sie nicht mehr können, dann ist die Zeit gekommen, etwas zu ändern. Genervte und deprimierte Eltern tun Kindern nicht gut. Sehen Sie keine andere Möglichkeit der Entlastung und sind Sie daher zu dem Entschluss gekommen, Ihrem Kind eine bestimmte Zuwendung zu streichen, muss das in jedem Fall so einfühlsam wie möglich geschehen. Es ist nicht ohne, eine Gewohnheit aufgeben zu müssen. Wie fänden Sie es, wenn Ihnen jemand Ihren Kaffee oder die Dusche am Morgen verbietet? Na ja – mit Baby kommt man ja tatsächlich oft genug nicht dazu… Jedenfalls – einfach nehmen und nichts anderes bieten, geht nicht. Ihre hundertprozentige Präsenz und Ihr liebevoller Beistand sind in dieser Situation gefragt. Ihr Kind soll sich nicht im Stich gelassen fühlen. Und achten Sie darauf, dass Ihr Baby wirklich gesund ist, bevor Sie mit dem „Entzug" beginnen – wenn man krank ist, fällt eine Umstellung doppelt und dreifach so schwer.

Sie können davon ausgehen, dass es zwei bis vier Tage braucht, bis Ihr Kind akzeptiert hat, dass es nicht mehr den gewohnten Service von Ihnen bekommt –

natürlich nur dann, wenn Sie konsequent Ihr übliches Verhalten sein lassen. Oft ist es dann sogar so, dass die Kinder nachts deutlich seltener aufwachen – nach dem Motto: Wenn ich nicht mehr meine Extraportion bekomme, dann lohnt es sich nicht wirklich aufzuwachen. Eine Erfolgsgarantie gibt es allerdings auch hier nicht. Schauen Sie sich doch mal an, wie es Katrin und Christian mit Lotta ergangen ist.

Wenn alles nichts hilft

Aus Erfahrung weiß ich – es ist unbeschreiblich schlimm, über Wochen und Monate hinweg nicht durchschlafen zu können. Mir ist jetzt auch völlig klar, wieso Schlafunterbrechung und -entzug eine effektive Foltermethode ist.

Trotzdem – auch wenn nichts hilft und Ihr Baby nach wie vor nachts schlecht schläft – versuchen Sie zu vermeiden, dass sich alles nur noch um den Schlaf Ihres Babys dreht. Wenn Sie erst einmal von Arzt zu Arzt und von Therapeut zu Therapeut wandern, ist die Wahrscheinlichkeit groß, dass einer irgendetwas „Unnormales" an Ihrem Kind finden wird. Jedes Kind hat etwas, das von der Norm abweicht. Ob diese Auffälligkeit

wirklich mit dem schlechten Schlaf in Zusammenhang steht, ist fraglich. Eine echte Schlafstörung hat jedenfalls kaum ein Kind. Wenn Sie aber tatsächlich vermuten, die Schlaflosigkeit Ihres Kindes hat körperliche Ursachen – vielleicht weil Sie den Eindruck haben, Ihr Kind leidet unter Schmerzen oder weil es tagsüber ständig müde und unausgeglichen ist – dann müssen Sie es natürlich so schnell wie möglich einem Arzt vorstellen.

Ansonsten wäre es schön, wenn es Ihnen ein Stück weit gelingen würde, die ganze Sache mit dem Durchschlafen so zu nehmen, wie sie eben ist. Die schlaflosen Nächte fallen einem oft ein wenig leich-

Jetzt ist Schluss mit den nächtlichen Drinks

Nachdem Lotta (zehn Monate) nun endlich wieder gesund ist – sechs Wochen hatte die Arme mit Erkältung und Magen-Darm-Infekt zu kämpfen – will Katrin es endlich angehen. Jetzt ist Schluss mit dem Stillen in der Nacht. Sie hofft sehr, dass sich dadurch Lottas Schlaf verbessert.

Wir machen das so – die Nächte übernehme ich und Du kümmerst Dich morgens um Lotta, sodass ich ausschlafen kann." Katrin findet es besser, wenn sie Lotta bei ihrem „Entzug" beisteht. Schließlich wäre es zu viel verlangt, wenn Lotta plötzlich sowohl auf die Brust als auch auf Katrin verzichten müsste. Sie ist es ja, die sich bisher immer nachts um Lotta gekümmert hat.

Nächtliches Abstillen in zwei Phasen

Das nächtliche Abstillen soll in zwei Phasen ablaufen. Zuerst soll Lotta in der ersten Nachthälfte, das heißt bis ca. ein Uhr nicht mehr gestillt werden. Wenn sie das akzeptiert hat – Katrin und Christian gehen davon aus, dass das maximal eine Woche dauert – kommt die zweite Nachthälfte dran. So kann sich Lottas Körper besser daran gewöhnen, dass es nachts keine Kalorienzufuhr mehr gibt. Beginn für Phase eins ist dieses Wochenende und die zweite

Phase soll am darauf folgenden Wochenende starten. Christian ist dann jeweils an den beiden wohl schwierigsten Tagen bzw. Nächten da und kann den Frühdienst übernehmen.

Die erste Nachthälfte

Es ist so weit – Lotta meldet sich. Es ist Freitag, 22 Uhr. Mal sehen, was sie dazu sagt, wenn Katrin ihr nicht das gibt, was sie gewohnt ist. Katrin geht zur weinenden Lotta, hebt sie aus dem Bett und nimmt sie auf den Arm. Lotta ist entsetzt. Katrin hat Lotta sonst immer sofort als Erstes die Brust angeboten. Und jetzt – was soll das überhaupt? Lotta schreit aus Leibeskräften. Sie drückt Katrin mit aller Kraft von sich weg, sie strampelt, was das Zeug hält, und windet sich nach allen Seiten. Katrin hat alle Mühe, Lotta auf ihrem Arm zu halten. „Mein süßer Schatz. Ich bin für dich da. Alles ist gut." Katrin wiederholt immer wieder die beruhigenden Worte und geht mit Lotta auf und ab. Nach zehn Minuten schwächt sich der Protest ein wenig ab – Lotta wehrt sich nicht mehr ganz so doll. Sie meckert jetzt und zappelt unruhig auf dem Arm hin und her. Nach zwanzig Minuten legt Lotta endlich ihren Kopf auf Katrins Schulter. Sie schläft ein. Das Ganze wiederholt sich noch zwei Mal, bis Katrin Lotta dann um zwei Uhr, als Lotta wieder wach wird, stillt. In der nächsten Nacht fällt Lottas Protest schon ein wenig schwächer aus. In der dritten Nacht – Katrin und Christian glauben es kaum – wacht Lotta in der ersten Nachthälfte kein einziges Mal auf! Bis zum nächsten Wochenende bleibt es im Großen und Ganzen auch so – wenn Lotta mal aufwacht, ist sie schnell zu beruhigen.

Die zweite Nachthälfte

„So, jetzt geht's an die zweite Nachthälfte." Es ist wieder Freitag und Phase zwei wird eingeleitet. Katrin ist zuversichtlich. Alles scheint sich so zu wiederholen, wie sie es in der ersten Nachthälfte erlebt hat. Zuerst ist Lotta außer sich, dann legt sich der Protest nach und nach. Aber es gibt leider einen entscheidenden Unterschied. Nach drei Tagen hat Lotta zwar akzeptiert, dass es auch in der zweiten Nachthälfte keine

Milch mehr gibt – aber sie wacht trotzdem mindestens stündlich auf. Da sie nun nicht mehr die Brust bekommt, verlangt Lotta nach anderweitiger Beruhigung. Herumtragen – was sonst. „Das ist noch schlimmer als zuvor! Da konnte ich wenigstens meistens liegen bleiben." Katrin ist völlig fertig. Christian versucht ihr Mut zu machen. „Immerhin gibt es eine Verbesserung. Die erste Nachhälfte ist jetzt Ruhe und es hängt nicht mehr alles an dir. Jetzt kann auch ich mich nachts um Lotta kümmern – sie braucht nicht mehr deine Brust!"

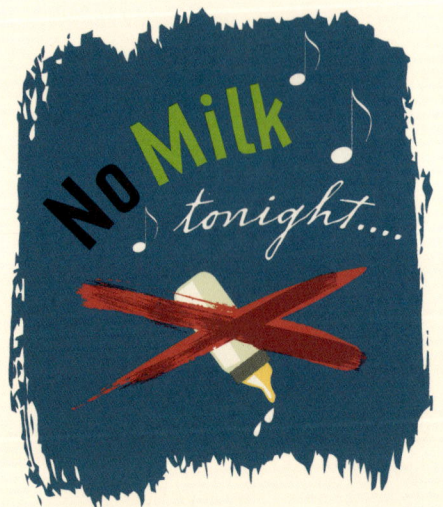

ter, wenn man die Erwartungen runterschraubt – dann ist es nicht ganz so schrecklich, wieder einmal aufstehen zu müssen. Aber wir neigen dazu, alles bis ins Letzte hinterfragen, verstehen und lösen zu wollen. So eine Gelassenheit passt nicht besonders gut in unser Leben. Wir müssen schließlich auch funktionieren.

Zwingen Sie Ihr Baby nicht mit Gewalt zum Schlaf und gestehen Sie ihm zu, dass es noch nicht so funktionieren muss wie ein Erwachsener. Kinder werden als gute Schläfer geboren oder sie werden mit viel Liebe und Geduld dazu gemacht – aber auf jeden Fall nicht mit Zwang. Denken Sie immer daran – die Zeit der schlaflosen Nächte ist relativ zur gesamten Kindheit kurz. Und die Erinnerung an Ihre Wärme und Liebe – am Tage wie in der Nacht – wird Ihr Kind ewig in sich tragen.

Entlastung schaffen

Sehen wir es einmal so, wie es wirklich ist. Dass Babys nachts nicht durchschlafen, macht ihnen nichts, aber auch gar nichts aus. Aber die elterlichen Nerven liegen blank, ihnen fehlt der Schlaf und oft wissen sie einfach nicht mehr, wie sie mit dem wenigen Schlaf auskommen sollen. Und dann sind da auch noch die

Aggressionen gegenüber dem eigenen Kind. Wenn es nachts zum fünften Mal anfängt zu schreien, dann will man es manchmal am liebsten zum Fenster rausschmeißen – wer kennt das nicht. Ich habe einige Male mitten in der Nacht meinen Mann aus dem Bett geworfen und ihm Clara in den Arm gedrückt, weil ich kurz davor stand, sie anzuschreien und oder wirklich wütend auf sie zu werden.

Kommt dann vielleicht noch hinzu, dass Sie sich regelmäßig mit Ihrem Partner zoffen, weil Absprachen nicht klappen, die meiste Arbeit an Ihnen hängen bleibt oder Ihr Partner Ihren Einsatz nicht ausreichend würdigt, dann ist es allerhöchste Zeit, dass Ihre Entlastung die oberste Priorität erhält – zum Wohl der ganzen Familie.

Dazu müssen Sie sich erst einmal ein paar Gedanken machen, wie Sie überhaupt entlastet werden könnten. Am besten Sie stellen sich dazu ein Belastungsthermometer vor, das Ihren Belastungsgrad misst (siehe Abbildung S. 82).

Versuchen Sie einzuschätzen, wie stark Sie aktuell belastet sind – eins bedeutet dabei „gar nicht belastet", zehn bedeutet „absolut überlastet". Die „Gradzahl", die Ihre aktuelle Belastung beschreibt,

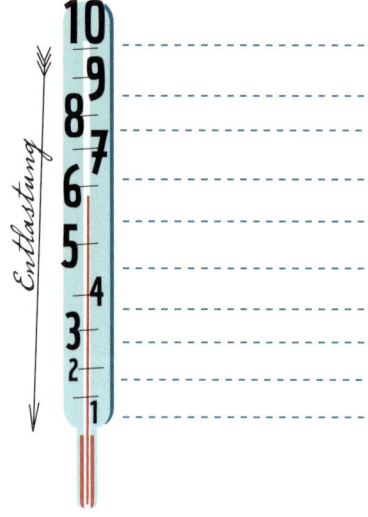

kreuzen Sie an. Jetzt überlegen Sie, was genau geschehen müsste, damit Ihre Belastungstemperatur um ein Grad sinkt. Versuchen Sie diese Frage so konkret wie möglich zu beantworten. Oft scheitern Vorhaben, weil sie zu schwammig formuliert sind oder weil nicht richtig klar ist, wer eigentlich was wann tun muss. Also nicht einfach sagen „Ich muss mehr schlafen", sondern „Ich muss zweimal die Woche morgens ungestört ausschla-

fen können (mindestens von 6 bis 11 Uhr)." Wenn Sie genau wissen, was Sie brauchen, damit Ihre aktuelle Belastungstemperatur um ein Grad sinkt, dann können Sie auch gleich weiter nachdenken, was genau passieren müsste, um den nächsten Schritt in Richtung Entlastung zu gehen, usw., usw. Ihre konkreten Entlastungsschritte notieren Sie sich gleich neben dem Thermometer.

Wenn Sie nun also genau wissen, was konkret geschehen muss und realistischerweise geschehen kann, damit Sie entlastet werden, dann sollten Sie sich mit Ihrem Partner (oder den potenziellen Helfern) zusammensetzen und ihm Ihre Wünsche mitteilen. Da es ja Wünsche sind und keine Forderungen, kann Ihr Partner auch seine Gedanken dazu äußern und eigene Wünsche anbringen, sodass Sie idealerweise eine gemeinsame Lösung finden, die sich für alle Beteiligten gut anfühlt.

Auch bei Katrin und Christian haben die Absprachen nicht auf Anhieb geklappt. Katrin hat aber nicht aufgegeben …

Katrin lässt nicht locker –
sie braucht mehr Schlaf

Seitdem Katrin nachts nicht mehr stillt, schläft Lotta (gute 11 Monate) zwar besser – aber in der zweiten Nachthälfte wacht sie nach wie vor ständig auf. Dazu kommt, dass Christian bei der Arbeit unheimlich viel um die Ohren hat. Eine Entlastung ist er für Katrin gerade wirklich nicht ...

Du hast heute Abend eigentlich Lotta-Dienst." Katrin ist genervt. „Ach ja, stimmt." Christian seufzt. „Ich muss die Sache aber heute unbedingt fertig kriegen. Die Präsentation ist morgen früh um neun. Und Lotta schläft ja in letzter Zeit die ersten Stunden ganz gut durch. Da kannst du dich doch einfach dazu legen." „Es macht aber einen Unterschied zu wissen, dass man verantwortlich ist!" Jetzt ist Katrin sauer. Toll – schon wieder kann Christian seinen Dienst nicht einhalten.

Katrin muss sich selbst helfen ...

Die Abmachung, die Katrin und Christian vor einigen Wochen getroffen haben, hat nicht gerade gut funktioniert. Christian musste abends oft länger arbeiten und am Wochenende gab es meistens irgendwelche Verabredungen oder Verpflichtungen, sodass es nicht wirklich dazu kam, dass Katrin mal ausschlafen konnte. Dabei bräuchte Katrin wirklich dringend mehr Schlaf. Da sind einfach keine Reserven mehr. Katrin weiß, dass sich an ihrer Situation nichts ändern wird, wenn sie nicht selbst etwas unternimmt. Sie muss sich Entlastung organisieren. Und das am besten sofort. Zuerst geht Katrin alle möglichen Varianten durch und überlegt sich, welche davon wirklich alltagstauglich und realistisch sind. Nach einer Weile hat sie einen Plan, wie es gehen könnte.

... und die anderen mit einbeziehen

Jetzt müssen nur noch die anderen mitmachen. Zuerst ruft Katrin ihre Mutter an. „Sag mal, könntest du dir vorstellen, dich einmal die Woche einen Nachmittag um Lotta zu kümmern?" Katrins Mutter ist erst einmal ein wenig überrascht, findet die Idee dann aber gut. Die beiden legen einen Tag fest und besprechen, wie der Nachmittag konkret organisiert werden soll. Gut – eine regelmäßige Schlafmöglichkeit hat Katrin sich schon einmal geschaffen! Als Nächstes ist Christian dran. Der kommt am Abend doch nicht ganz so spät nach Hause wie erwartet. Katrin erzählt ihm von ihrem Entlastungsplan. Sie möchte gerne, dass Christian in der Woche zwei ganze Nachtdienste (Lotta wird ja nicht mehr gestillt!), mindestens von null bis sieben Uhr, übernimmt. Da er öfter mal auf Geschäftsreise ist, werden die beiden das so machen, dass sie sonntags die Woche planen und dann auch die beiden Nachtdienste von Christian festlegen. Christian ist froh – die neue Aufteilung passt besser. So ist er flexibler, was seine Arbeit angeht und er muss nicht immer ein ganz so schlechtes Gewissen haben, wenn es abends später wird. „Ich verspreche dir – dieses Mal klappt es!"

Drei Wochen später ...

Es gibt zwei gute Nachrichten. Die erste gute Nachricht: Lotta schläft seit Neustem auch die zweite Nachthälfte (so gut wie) durch! Warum – so genau wissen das Katrin und Christian auch nicht. Katrin hat mittlerweile mit dem Stillen ganz aufgehört (sie hatte ja die letzten Wochen noch morgens und abends gestillt). Vielleicht liegt es daran? Außerdem haben Katrin und Christian den Gymnastikball endgültig als Lotta-Beruhigungsmittel ausrangiert und damit aufgehört, Lotta immerzu auf dem Arm zu wippen und zu shaken. Ihnen war aufgefallen, dass Lotta sobald sie aufwacht, das

Gewippe verlangt, um wieder einschlafen zu können. Als Baby hat Lotta das gebraucht, um sich zu beruhigen. Heute als Einjährige ist das Hin-und-her-Geschaukel nur noch eine Gewohnheit – eine, die die Nächte für die Eltern zur Qual macht. Nach gut einer Woche hatte Lotta den (relativen) „Stillstand-Modus" akzeptiert und hat das nächtliche Aufwachen sein lassen.

Die zweite gute Nachricht: Christian hält seine Lotta-Dienste sehr gewissenhaft ein. Ist allerdings auch keine Kunst mehr – jetzt, wo Lotta gut schläft ... Katrin weiß – bei ihrem zweiten Kind wird sie das anders machen. Da muss Christian von Anfang an auch nachts ran.

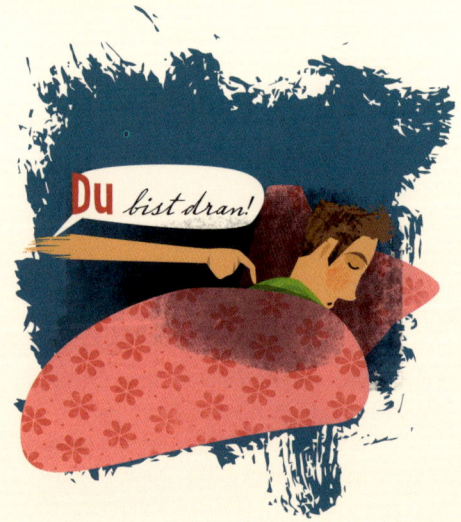

Durchschlafen in anderen Ländern

Nicole, Lina, Kumiko und Rajani berichten, dass das Durchschlafen von Babys in ihren Heimatländern gar kein so großes Thema ist. Nicht etwa weil ihre Babys nachts durchschlafen würden. Sie betrachten es aber eher als normal – und sie werden unterstützt von ihrer Familie.

Riitta aus Finnland

Uns ist es wichtig, dass unsere Babys früh lernen, durchzuschlafen. Die ersten drei Monate werden sie nachts nach Bedarf gestillt. Dann versuchen wir auch nachts regelmäßige Stillzeiten einzuführen und die Abstände nach und nach auszudehnen. Wir beruhigen unsere Babys nachts mit möglichst wenig Körperkontakt, eher durch ein paar beruhigende Worte oder wir geben einen Schnuller – sie sollen lernen, sich selbst zu beruhigen. Unsere Babys schlafen meistens nur die ersten drei Monate im Schlafzimmer der Eltern, allerdings in einem separaten Babybettchen. Anschließend kommen sie zum Schlafen in ihr eigenes Zimmer.

Nicole von der Elfenbeinküste

Durchschlafen ist bei uns gar kein Thema. Unsere Babys schlafen bei den Eltern, zwischen Vater und Mutter. Wenn das Baby wach wird, wird es gestillt oder durch Herumtragen, Wiegen oder Klopfen beruhigt.

Lina aus Peru

Für uns ist es auch normal, dass Babys und kleine Kinder nachts aufwachen. Das ist halt so! Wir geben ihnen einfach das, was sie brauchen. Wir schlafen nebeneinander und stillen nachts. Und wenn es mal zu viel wird, hilft die Oma oder die Tante.

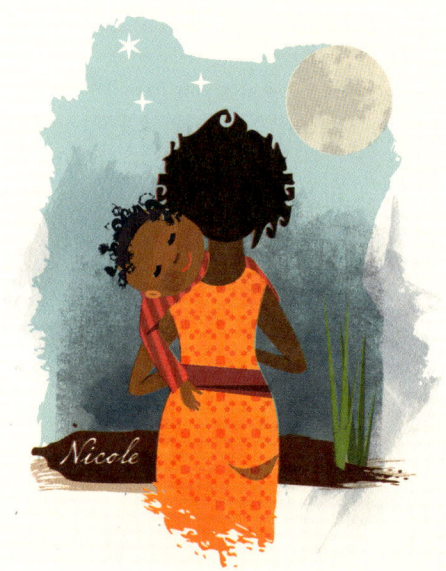

Kumiko aus Japan

Natürlich wachen auch unsere Babys nachts auf – aber auch für uns ist das normal. Unsere Babys schlafen bei ihrer Mutter auf dem Futon. Wenn ein Baby nachts etwas braucht, bekommt es das. Es wird gestillt und wenn es weint, wird es auf den Arm genommen und beruhigt.

Magdalena aus Polen

Wir schauen schon, dass unsere Babys bald durchschlafen. Dazu werden sie relativ schnell abgestillt. Es wird früh zugefüttert und abends bekommen sie einen sättigenden Brei. Möchte ein Baby zum Beispiel trotzdem immer um drei Uhr nachts seine Milch trinken, wird es die nächsten Abende um 23 Uhr geweckt und noch einmal gefüttert. Wacht es dann um drei Uhr auf und verlangt nach seiner Milch, bekommt es stattdessen einen Tee. Da es den Tee nicht so toll findet, wird es bald nicht mehr um drei Uhr aufwachen.

Rajani aus Indien

Babys sind doch so unschuldig – man muss ihnen alle Bedürfnisse erfüllen. Wenn sie nachts aufwachen, bekommen unsere Babys das, was sie brauchen und solange, sie es brauchen. Eltern sind immer bei ihren Babys. Kleine Babys schlafen oft neben den Eltern in einer Wiege, die an der Decke hängt. Ungefähr ab dem sechsten Monat schlafen sie dann bei ihren Eltern im Bett.

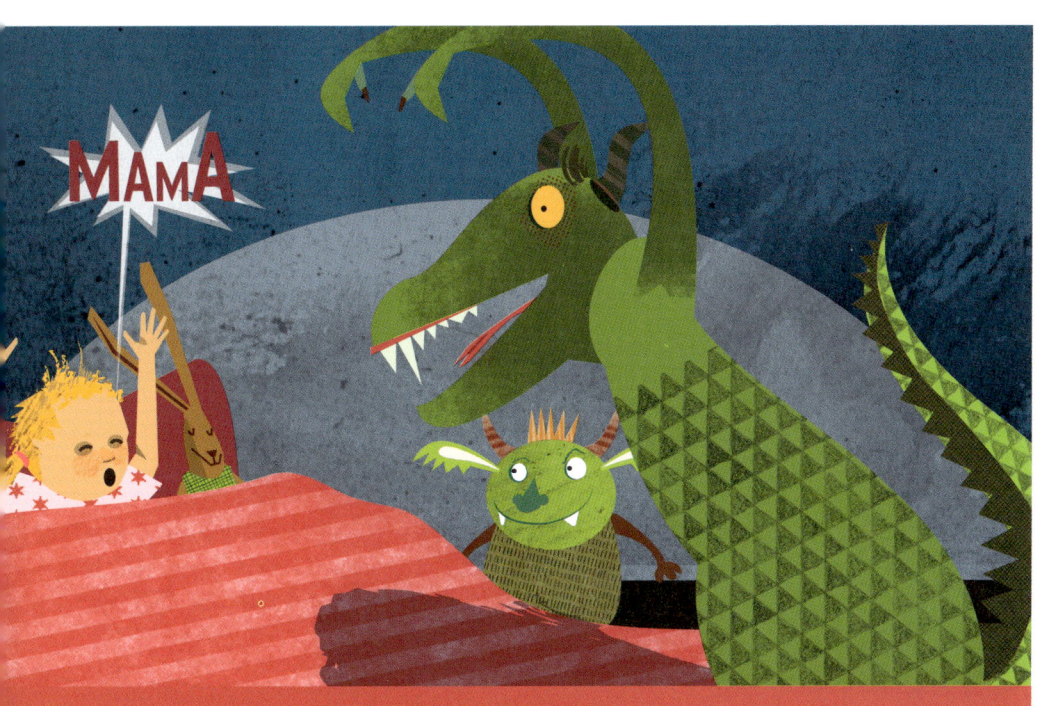

Lotta schon größer

Jetzt ist alles überstanden? Von wegen! Monster, Trennungsängste und ein unbändiger Wille sorgen weiterhin für spannende Nächte!

Schlafengehen ist schön

Schlafengehen ist doch total langweilig – da kann man gar nicht spielen und auch keine Abenteuer erleben. Und im Dunklen ist es voll blöde, da kommen immer die doofen Monster und Ungeheuer und nerven. Außerdem bin ich auch gar nicht müde.

So oder zumindest so ähnlich würden wahrscheinlich fast alle Dreijährigen ihre Einstellung zum Schlafengehen beschreiben. Ist ja auch logisch – wenn es so viel zu spielen, entdecken und erforschen gibt, wer will da schon schlafen. Und dann auch noch die Sache mit der Dunkelheit … Trotz dieser widrigen Umstände gehen Kinder in der Regel gerne ins Bett – vorausgesetzt sie sind tatsächlich müde und das Schlafengehen läuft so ab, dass sie sich dabei wohlfühlen.

Sind Sie als Kind gerne schlafen gegangen? Ich schon. Klar, wenn etwas Besonderes los war – Besuch oder so – dann wollte ich natürlich auch nicht ins Bett. Aber sonst fand ich es immer toll, schlafen zu gehen. Meine Mutter brachte mich ins Bett, sie las mir eine Geschichte vor und wir besprachen den Tag. Was war gut, was war blöd und überhaupt. Sie blieb bei mir, bis ich eingeschlafen war. Wenn mir das Einschlafen schwer fiel, streichelte sie mein Gesicht und ich schlummerte bald glücklich ein. Klappte das mal nicht (leider viel zu selten), dann durfte ich mich zu meinen Eltern aufs Sofa legen und dort einschlafen. Irgendwann las ich meine Gutenachtlektüre selber und ich schlief auch ohne den Beistand meiner Mutter ein (in etwa mit acht Jahren). Aber unser abendliches Ritual – abends an meinem Bett den Tag bequatschen – behielten meine Mutter und ich bei, bis ich mit 19 Jahren von zu Hause auszog. Vielleicht denken Sie jetzt, dass wir beide ein wenig komisch sind oder dass unser Mutter-Tochter-Verhältnis auf irgendeine Weise auffällig ist. Nein – das glaube ich eigentlich nicht. Sowohl meine Mutter als auch ich sind ziemlich normal und auch unsere Beziehung ist weder symbiotisch noch ambivalent oder sonst irgendwie seltsam. Sie ist einfach gut.

Als ich Kinder bekam, war für mich klar, dass sie sich auch richtig wohl fühlen sollen, wenn es ins Bett geht. Schlafengehen soll entspannt und kuschelig sein und darf auf gar keinen Fall etwas mit Druck oder Angst zu tun haben. Gerade, wenn Kinder müde sind und dann auch noch die Dunkelheit der Nacht unheimlich daher kommt, ist jeder Stress absolut fehl am Platz.

Aber wie bringt man ein aufgewecktes Kleinkind dazu, gerne schlafen zu gehen? Und das zu einer bestimmten Zeit, an einem bestimmten Ort? Allein mit Körperkontakt und gutem Zureden?

Bei einem gerade mal Einjährigen mag das noch ganz gut gehen – ist ja noch fast ein Baby. Aber die Kleinen werden zunehmend mobiler, sie erleben alles bewusster und der eigene Wille wird stärker. Das bedeutet, es gibt rund um den Schlaf neue Herausforderungen für Sie als Eltern! Warum will dieses Kind bloß nicht ins Bett? Wie viel Widerstand beim Schlafengehen ist normal und wann macht es Sinn, dass Sie als Eltern „durchgreifen"? Muss denn ein Kleinkind unbedingt noch in den Schlaf begleitet werden? Wie Sie wahrscheinlich schon ahnen, gibt es auch auf diese Fragen keine Standardantworten …

Ich will nicht schlafen!

Manche Kinder sind wahre Meister darin, das Schlafengehen hinauszuzögern. Vor allem, wenn sie der Sprache mächtig sind, erfinden sie super Ausreden, warum es gerade noch überhaupt nicht passt mit dem Schlafen. Ich muss kurz das Bild fertig malen, das Autorennen ist noch nicht zu Ende, mein Teddy ist noch nicht müde und so weiter und so weiter. Endlich im Bett fällt ihnen dann ein, dass sie Durst, Hunger oder Bauchschmerzen haben, warum sie dann je nachdem dringend ein Glas Wasser, ein Käsebrot

oder eine Wärmflasche brauchen. Kaum ist wieder Ruhe eingekehrt, gibt es plötzlich großes Geschrei, weil das geliebte Kuscheltier nicht da ist – das muss erst einmal in der ganzen Wohnung gesucht werden. Hat man es irgendwann geschafft, die Gutenachtgeschichte vorzulesen, ist natürlich klar, dass eine nicht reicht und unbedingt noch eine weitere vorgelesen werden muss. Bei den Kleineren ist zwar die Sprache noch nicht das Mittel, mit dem der Schlafaufschub erkämpft wird, die wehren sich aber dafür mit vollem Körpereinsatz. Sie hauen ab, wenn man sie ins Bett bringen will und dort angekommen, purzeln und zappeln sie unermüdlich herum und starten spektakuläre Fluchtversuche.

Warum wollen Kinder nicht ins Bett oder können einfach nicht einschlafen? Einer dieser drei Gründe ist meistens für den Schlafwiderstand verantwortlich: Das Kind hat Schwierigkeiten abzuschalten und sich auf den Schlaf einzulassen, es hat Angst vor dem Schlafengehen oder es ist schlicht noch nicht müde …

Keine Müdigkeit in Sicht

Es ist schrecklich, wenn sich das Einschlafen Abend für Abend ins Endlose zieht. Wenn Ihr Kind zur gewohnten Schlafenszeit nicht mehr ohne weiteres einschläft und irgendwie nicht richtig müde wirkt, dann hat sich wohl etwas an seinem Schlafbedarf geändert. Klar, in der Regel braucht ein Kleinkind weniger Schlaf als ein Baby. Manchmal schlafen Kinder dann einfach tagsüber weniger. Andere halten nach wie vor ausgiebigen Mittagsschlaf und schlafen dann abends später ein. Die meisten Eltern hierzulande haben allerdings keine Lust, das offizielle Zubettgehen nach hinten zu verschieben. Wir sind eben doch keine

Südländer. Lieber bringen wir unsere Kinder wie immer zur gleichen Zeit ins Bett und ärgern uns jeden Abend darüber, dass die einfach nicht einschlafen wollen. So haben wir das jedenfalls viele Monate mit Selma praktiziert … Vielleicht haben sie aber auch schon mal den super Ratschlag erhalten, dass sich Ihr Kind doch abends in seinem Zimmer bzw. Bett einfach mit sich selbst beschäftigen soll, bis es dann von alleine einschläft. Schöner Gedanke – nur welches Kind im Vorschulalter macht so etwas schon freiwillig und gerne? Das ist mit Sicherheit die große Ausnahme.

Meistens ist der Mittagsschlaf der Schlüssel zur Problemlösung. Braucht Ihr Kind weniger Schlaf, sie wollen aber, dass es nach wie vor zur gewohnten Zeit ins Bett geht, dann müssen Sie schauen, dass Ihr Kind tagsüber weniger schläft. Das heißt im Klartext: Mittagsschlaf kürzen. Das ist allerdings mitunter gar nicht so einfach – siehe Lotta. Ein Strukturist mag das vielleicht mit seiner Konsequenz und Zielorientiertheit hinbekommen. Manchmal hilft es aber auch schon, den Mittagsschlaf Stück für Stück um ein bis zwei Stunden vor zu verlegen. Bei vielen Kindern gilt nämlich die Regel – je später der Mittagsschlaf, umso später wird es am Abend mit dem Schlafengehen. Durch das Vorverlegen

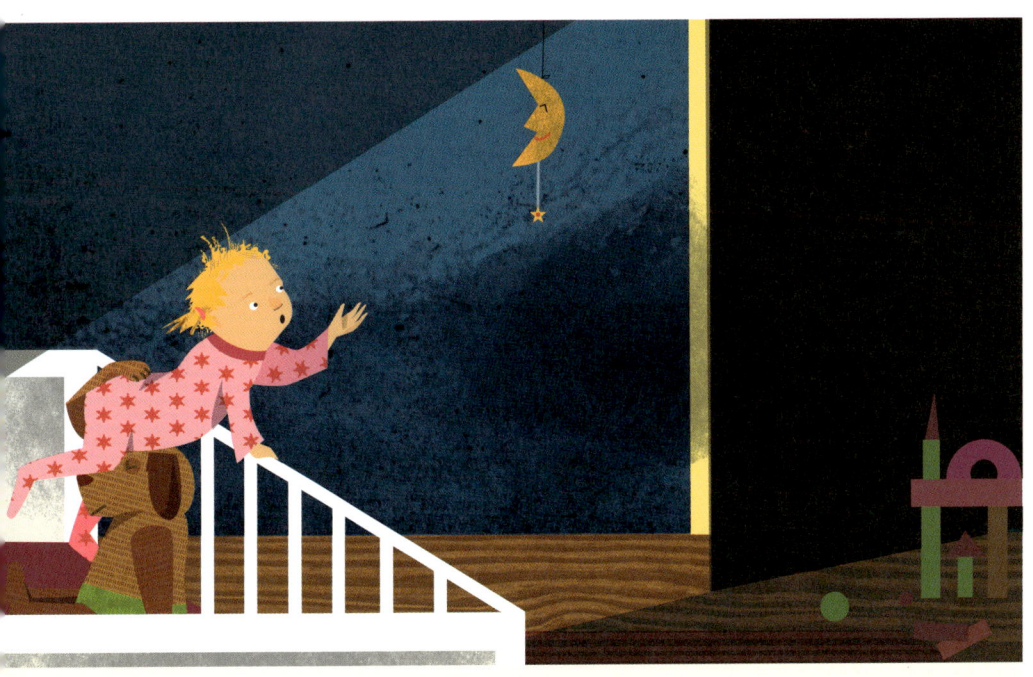

Lotta liebt Schlafengehen, schläft aber nicht

s hat sich viel getan in den letzten sechs Monaten. Lotta hat sich von einem ziemlich anspruchsvollen Baby zu einem ganz normalen eineinhalbjährigen Wildfang entwickelt. Auch das Schlafen klappt gut – na ja, teilweise. Das Einschlafen zieht sich seit ein paar Wochen wieder ganz schön in die Länge ...

Daaaaaaaaa!" Lotta schaut mit einem breiten Grinsen unter der Bettdecke hervor, die sie sich gerade mit Schwung vom Gesicht gezogen hat. Sie hat großen Spaß – das sieht man. Katrin nicht. Sie sitzt neben Lotta auf dem Bett und ist total genervt. „So Lotta, jetzt reicht's – du kommst jetzt wieder in dein Bett und da bleibst du auch. Jetzt wird geschlafen!" Katrin nimmt Lotta und legt sie zum, keine Ahnung wievielten Mal, wieder in ihr Bett (das nebenbei erwähnt immer noch neben Katrins und Christians Bett steht – allerdings nicht mehr als Babybalkon, sondern als Gitterbett mit zehn Zentimeter Abstand vom Elternbett). Es dauert keine zwei Sekunden, da steht Lotta an den Gitterstäben und steigt auf ihren Kuschelhund, um mit ihrer Spezialtechnik aus dem Bett zu steigen. So geht das jetzt seit fast einer Stunde.

Lotta will einfach nicht schlafen

Dabei schläft sie mittlerweile problemlos im Liegen ein (das kam plötzlich von heute auf morgen ohne Zutun von Katrin oder Christian) und sie geht auch richtig gerne ins Bett. Kaum wird das „Bettgeh-Ritual" eingeläutet, freut sich Lotta und macht alles super mit. Schlafanzug anziehen, Hände und Gesicht waschen, jedem Zimmer in der Wohnung Gutenacht sagen, Mama oder Papa einen Gutenachtkuss geben und ab ins Bett. Dort trinkt Lotta dann immer noch eine warme Milch (seit neustem werden Lottas Zähne nach der Milch im Bett geputzt – klappt nicht immer, aber Lotta soll sich daran gewöhnen) und Katrin bzw. Christian lesen Lotta ein bis zwei Bilderbücher vor. Bis vor ein paar Wochen ist Lotta so auch wunderbar eingeschlafen. Aber jetzt zappelt sie nach ihrer Milch ewig herum, bis sie dann nach ein bis einein-halb Stunden irgendwann einschläft – das ist meist so gegen 22.30 Uhr. Heute ist es zwanzig vor elf, als Katrin endlich aus dem Schlafzimmer kommt.

Christian und Katrin suchen nach dem Grund des Übels

Christian sitzt auf dem Sofa, neben ihm eine angebrochene Flasche Wein – viel ist nicht mehr drin. Die wollten eigentlich Katrin und Christian heute Abend gemeinsam trinken. Die Stimmung war schon mal besser. Christian schenkt Katrin ein Glas Wein ein und reicht es ihr. „Also Angst kann Lotta vor dem Schlafengehen nun wirklich nicht haben – sie geht sehr gerne schlafen und außerdem sind wir ja bei ihr." Christian geht die Möglichkeiten durch, warum Lotta in letzter Zeit so spät einschläft. „Und aufgedreht ist sie eigentlich auch nicht. Die Bettvorbereitungen laufen doch völlig ruhig und ohne Theater ab." „Ich glaube, Lotta ist einfach noch nicht müde, wenn es ins Bett geht." Christian schaut Katrin mit großen Augen an. „Was, aber sie geht doch schon wahnsinnig spät ins Bett. Neun Uhr ist ja nun wirklich nicht früh... Also noch mediterraner brauch ich es echt nicht." „Vielleicht ist Lottas Mittagsschlaf einfach zu lang – schließlich schläft sie ihre zwei bis drei Stunden am Nachmittag. Sie braucht wahrscheinlich nicht mehr so viel Schlaf. Schau mal, gestern hat sie mittags nur eine knappe Stunde geschlafen, weil wir unterwegs waren und da ist sie am Abend ohne Probleme um acht Uhr eingeschlafen."

Was machen mit dem langen Mittagsschlaf?

„Na, dann wecken wir Lotta einfach immer nach einer Stunde Mittagsschlaf – so sparen wir mittags genau die Stunde ein, die sie abends länger wach bleibt!" Christian ist zufrieden – das Problem scheint doch einfacher zu lösen zu sein als gedacht. Katrin ist sich da noch nicht so sicher, ob das einfach wird. Aber sie ist von den Abenden so genervt, dass sie bereit ist, an Lottas heiligem Mittagsschlaf zu rütteln. Die nächsten Tage versucht Katrin Lotta nach einer Stunde Mittagsschlaf zu wecken. Es ist aussichtslos. Lotta schläft derart tief und fest, dass es, ohne rohe Gewalt anzuwenden, unmöglich ist, Lotta wachzubekommen. Am Wochenende versucht es Christian – er schafft es sogar, Lotta irgendwie aufzuwecken (ohne rohe Gewalt natürlich). Allerdings ist Lotta anschließend so unglaublich schlecht gelaunt, dass Christian zugeben muss, dass seine Rechnung so nicht aufgeht. „Armes Lottchen,

würdest du jetzt in Spanien aufwachsen, hätte niemand ein Problem mit deinen Schlafgewohnheiten – da machen die Kinder nachmittags ausgiebig Siesta und abends geht's spät ins Bett." Katrin hat ein schlechtes Gewissen, weil Christian und sie an Lottas Schlaf rumdoktern. Lotta ist ja eigentlich mit dem zufrieden, wie es ist. Katrin und Christian beschließen, Lotta mittags nicht mehr vorzeitig zu wecken. Katrin hat nun vor, Lotta in den nächsten Tagen mittags immer etwas früher hinzulegen, sodass sie sich daran gewöhnt, um ein statt um zwei Uhr Mittagsschlaf zu machen. Sie hofft, dass sich der frühere Mittagsschlaf positiv auf die Einschlafzeit am Abend auswirkt. Und tatsächlich, dieser Plan scheint aufzugehen. Nach vier Wochen schläft Lotta mittags von 13 bis 15 Uhr. Abends geht es dann wie immer um 21 Uhr ins Bett. Und gegen halb zehn schläft Lotta – vielleicht nicht preisverdächtig, aber schon viel besser.

des Mittagsschlafs fällt der zudem oft ein wenig kürzer aus. Natürlich kann es Ihnen dann passieren, dass Ihr Kind am Nachmittag einen Schwächeanfall erleidet und unbedingt noch einmal schlafen muss – besonders bei einem „jungen" Kleinkind, das sowieso noch ab und zu zwei Schläfchen am Tage hält. Da kann ein kleiner „Power-Nap" Wunder wirken. Das bedeutet, Sie lassen Ihr Kind ca. zehn Minuten schlafen und wecken es dann auf. Da es sich nach zehn Minuten noch nicht im Tiefschlaf befindet, fällt das Aufwachen leichter. Der Erholungseffekt ist trotzdem da und Ihr Kind hält durch bis zur Schlafenszeit.

Allerdings klappt das nicht immer mit dem Verlegen des Mittagsschlafs – wäre ja auch zu schön. Da bleibt dann nicht mehr viel übrig, als aus den langen Abenden das Beste zu machen und ge-

duldig darauf zu warten, bis die Kinder von selbst mit dem Mittagsschlaf aufhören (meistens im Alter zwischen drei und vier Jahren). Für viele Eltern eine echte Offenbarung. Plötzlich wollen Kinder, die sonst um 21 Uhr noch topfit waren, freiwillig um halb sieben ins Bett und schlafen in Nullkommanichts ein.

Aufgedreht bis ins Letzte

Ein aufgedrehtes Kind ist an sich schon anstrengend, aber am Abend macht das gar keinen Spaß. Aus welchen Gründen auch immer, nicht wenige Kinder geben abends gerne noch einmal so richtig Gas. Sie rennen wie die Verrückten durch die ganze Wohnung, schreien laut herum, wollen, dass man mit ihnen tobt und bringen nebenbei das letzte verbliebene Stück Ordnung komplett durcheinander.

WISSEN

Einschlafen – wie lange darf das dauern?

Da gilt die Regel: Solange es Ihnen und Ihrem Kind Spaß macht. Das können fünf Minuten sein, aber auch eineinhalb Stunden. Sobald einer in Ihrer Familie anfängt darunter zu leiden, weil die Zeitspanne von „ins Bett gehen" bis zum Einschlafen zu lang oder auch zu kurz ausfällt, sollten Sie etwas ändern. Entweder kann Ihr Einschlafritual einen frischen Anstrich vertragen oder die Schlafenszeit ist überholungsbedürftig.

Wie kriegt man so ein Kind runter? Die üblichen Ratschläge lauten: abends soll alles ganz ruhig ablaufen, am besten soll um 18 Uhr das Zu-Bett-geh-Ritual anfangen, alle Störungen sollen vermieden werden. Bei uns hat das irgendwie nie funktioniert. Besonders nicht, seitdem wir zwei Kinder haben. Wenn dann auch noch der Abend nicht immer gleichförmig verlaufen kann, weil der Partner zu unterschiedlichen Zeiten nach Hause kommt, dann ist die absolute Ruhe und Routine am Abend reine Utopie. Wie soll man zum Beispiel seinem Kind erklären, dass es mit Papa abends nicht toben darf, wenn es ihn sonst nur am Wochenende sieht?

Klar – soweit es geht, sollten sie abends aufregende Aktivitäten vermeiden. Aber besser ist, Beruhigendes und Schönes zu bieten. Schaukeln ist zum Beispiel klasse – vor allem für kleinere Kinder. Sie sitzen relativ fixiert und werden schön hin und hergeschaukelt. Das beruhigt ungemein. Am besten noch zu einer schönen Musik. Und für eine Schaukel im Türrahmen ist fast in jeder Wohnung Platz. Für größere Kleinkinder, so ungefähr ab zwei Jahren, finde ich Fernsehen super. Ja, ich weiß – Fernsehen am Abend ist bei uns in Deutschland und vor allem in akademischen Kreisen ein absolutes No-go. Ich kann das überhaupt nicht nachvollzie-

hen, weder als Mutter noch als Psychologin. Natürlich sollen Sie Ihr Kind nicht vor den Fernseher setzen, irgendeinen beliebigen Sender einschalten und es dann für die nächsten zwei Stunden sich selbst überlassen. Die meisten Kinder lieben aber Filme (genauso wie Erwachsene auch) und das kann man auch abends nutzen, um sie zu beruhigen. Wenn Ihr Kind besonders aufgedreht ist, bieten Sie ihm an, zwei kleine Filmchen zu schauen und es wird wie ein Lämmchen vor dem Fernseher sitzen und zur Ruhe kommen. Am besten funktionieren abends die Filme, die Ihr Kind schon gut kennt und die nicht wahnsinnig aufregend sind. Ich empfehle da immer, sich eine kleine aber feine Kinder-DVD-Sammlung zuzulegen. Toll ist es natürlich, wenn Sie sich mit Ihrem Kind zusammen auf das Sofa kuscheln und den Film anschauen. Aber gerade, wenn sie mehrere Kinder haben oder etwas anderes dringend erledigen müssen, können Sie Ihr Kind auch ruhigen Gewissens alleine schauen lassen – es kennt die Geschichte ja schon. Wichtig ist beim Fern-, DVD- oder You-Tube-Schauen, dass Sie vorab genau vereinbaren, was und wie viel geschaut werden darf. Nach einer Weile akzeptiert Ihr Kind das ohne weiteres und es gibt keinen Ärger, wenn die Glotze wieder ausgeschaltet wird – oft machen die das dann sogar selber.

Wenn es darum geht, tatsächlich ins Bett zu gehen, ist es von Vorteil, wenn so ein aufgedrehtes Ding dort von etwas erwartet wird, was es wirklich total gerne mag: warme Milch, tolle Geschichten, wunderschöne Bilderbücher, Kuscheln mit Mama, gekrault oder gestreichelt werden – eben was das Kinderherz begehrt. Das Zubettgehen muss einfach etwas unglaublich Schönes (und Beruhigendes) sein, sodass auch ein aufgedrehtes Kind sagt: Ich will jetzt ins Bett!

Ich hab Angst

Die Nacht hat etwas Unheimliches an sich – nicht nur als Kind habe ich so empfunden. Wenn mein Mann auf Geschäftsreise ist und ich mit den Kindern nachts allein in unserer Wohnung bin, kann mich ein komisches Geräusch schon mal ordentlich verunsichern. Ich weiß nicht, wie es Ihnen da geht. Kinder fürchten sich jedenfalls oft vor der Dunkelheit. Dazu kommt dann auch noch die Angst, die sie regelmäßig befällt, wenn ihre Eltern nicht in unmittelbarer Nähe sind. Die sogenannte Trennungsangst tritt bei jedem Kind auf und ist am stärksten zwischen dem ersten und dem dritten Lebensjahr – natürlich in unterschiedlicher Ausprägung. Es gibt Kinder, die leiden häufiger und intensiver unter ihr als andere.

Wie viele Kilometer so manches Kind wohl im Laufe seiner Kindheit zurück-

WISSEN

Das Ein und Alles

Manche Kinder legen sich in der Zeit, in der sie von Trennungsängsten besonders stark gequält werden, ein absolutes Lieblingskuscheltier, -schnuffeltuch oder ähnliches zu – ein sogenanntes Übergangsobjekt. Oft handelt es sich nicht gerade um das schönste Stück in der Sammlung der Kuscheltiere oder Tücher. Aber sie schließen es in ihr Herz und lieben es abgöttisch. Es hilft ihnen dabei, sich zu beruhigen und gibt ihnen Sicherheit – gerade beim Einschlafen und auch nachts, wenn sie aufwachen. Wenn es nicht da ist, bricht die Welt zusammen – auch für die Eltern. Also passen Sie gut auf – auf das Ein und Alles! Und tun Sie es nicht ohne zu fragen in die Wäsche!

legt, wenn es Nacht für Nacht von seinem Bett zu dem der Eltern pilgert? Es verwundert nicht besonders, dass Kinder nachts immer wieder aufs Neue den Weg zu ihren Eltern auf sich nehmen, wo sie doch von einer angeborenen Angst geplagt werden. So richtig gruselig wird es dann so ab dem zweiten Lebensjahr. Um den Dreh herum setzt die kindliche Fantasie ein und Ungeheuer und Monster verbreiten zusätzlich Angst und Schrecken im Schlafzimmer.

Wenn Schlafengehen dann bedeutet, getrennt zu sein von Mama und Papa, sind das natürlich nicht besonders rosige Aussichten für ein Kind. Da lobt es sich doch den Tag, wo es eigentlich nie alleine in einem Zimmer sein muss. Ein Kind, dass alleine einschlafen oder die Nacht alleine in seinem Zimmer verbringen muss, wird sich häufiger und heftiger gegen

das Schlafengehen wehren als ein Kind, dass von seinen Eltern in den Schlaf begleitet wird und das im gleichen Raum mit den Eltern schläft. Ich glaube, das ist nicht schwer nachzuvollziehen.

Auch wenn Sie sich verständlicherweise noch so sehr wünschen, Ihr Schlafzimmer für sich zu haben oder abends nicht so lange bei Ihrem Kind bleiben zu müssen, bis es endlich eingeschlafen ist – es ist wichtig, dass Sie diese Ängste ernst nehmen. Und wenn Sie Ihnen noch so irrational vorkommen. Die Selbstständigkeit beim Schlafen, die Sie sich von Ihrem Kind so sehr wünschen, kann sich ja nur entwickeln, wenn es sich ohne ständigen Stress und Angst auf den Schlaf einlassen kann. Also – geben Sie Ihrem Kind nicht nur tagsüber, sondern auch abends und nachts einfach die Nähe und Sicherheit, die es braucht.

Mehr Selbstständigkeit muss her!

Ja, so ist das leider nun mal – Kinder können am besten bei ihren Eltern (ein-) schlafen und tun deshalb alles, um in ihrer Nähe zu sein. Und Eltern wollen am Ende eines Tages auch mal für sich sein und ihre Ruhe haben und tun deshalb alles, um sich die Kinder vom Leib

zu halten. Ein echtes Dilemma. Welches Bedürfnis wiegt schwerer? Ziemlich klar ist – wenn Ihr Kind abends und nachts unter Trennungsangst leidet, also noch nicht reif ist für die „Selbstständigkeit", dann müssen Sie wohl noch ein Weilchen zurückstecken.

Und wenn es mit vier oder fünf Jahren immer noch unter Trennungsangst leidet, also Angst empfindet, wenn die Eltern abends beim Einschlafen oder nachts, wenn es aufwacht, nicht bei ihm sind? Da ist doch irgendetwas mit der Erziehung zur Selbstständigkeit schief gelaufen, oder? Nein, da ist nichts schief gelaufen – das ist normal. In unserem Kulturkreis erwarten wir viel zu früh von unseren Kindern, dass sie selbstständig schlafen. Aus eigenen Stücken beginnt ein Kind damit rund um die Einschulung – klar, manche schon früher, aber nicht wenige auch später. Sie müssen aber nicht warten, bis Ihr Kind völlig freiwillig beschließt, ab heute im eigenen Zimmer schlafen zu wollen, so wie das wahre Empathisten tun. Ein wenig nachhelfen können Sie da schon, wenn Sie wollen.

Was erwarten wir eigentlich von unserem Kind, wenn wir wollen, dass es selbstständig schläft? Das sind in der Regel drei Dinge: Es soll ohne unser Beisein einschlafen, es soll in seinem eigenen Bett und am besten im eigenen Zimmer schlafen.

Im eigenen Zimmer schlafen

Oft ist es weniger schwierig, ein Kind aus dem Elternzimmer rauszubekommen, als dass es lernt, alleine einzuschlafen. Irgendwie einleuchtend – wenn Sie nach wie vor bei Ihrem Kind bleiben, bis es eingeschlafen ist, dann spielt der konkrete Ort des Geschehens keine so große Rolle. Und wenn es erst einmal schläft, ist zumindest bis zum nächsten Aufwachen Ruhe.

Sie können also einfach mal schauen, was passiert, wenn Sie Ihr Kind in seinem Zimmer zu Bett bringen. Dazu ist es nicht notwendig, dass da ein tolles Kinderbett steht. Eine Matratze tut es auch – am besten eine, wo auch Sie noch draufpassen. Es geht ja erst einmal darum herauszufinden, ob Ihr Kind diese Veränderung mitmacht. Wenn das gemeinsame Übernachten im Kinderzimmer klappt, dann setzen Sie das einfach so lange fort, bis Sie das Gefühl haben, dass sich Ihr Kind an die neue Schlafumgebung gewöhnt hat. Dann können Sie mal versuchen, wie es ist, wenn Sie die Nacht nicht im Kinderzimmer verbringen, sondern nach dem Einschlafen in Ihr Bett wechseln. Wenn Ihr Kind nachts aufwacht, wird es aller Wahrscheinlichkeit nach Ihnen rufen. Das Ausquartieren würde ich daher sowieso erst angehen, wenn Ihr Kind schon recht zuverlässig durchschläft und nicht ständig aufwacht. Sonst sind Sie die ganze Nacht damit beschäftigt, zwischen Schlaf- und Kinderzimmer hin und her zu rennen. Wenn Ihr Kind groß genug ist, wird es selbst die Initiative ergreifen und einfach zu Ihnen ins Zimmer kommen und unter Ihre Bettdecke kriechen.

Schauen Sie genau, wie es Ihrem Kind mit der Veränderung geht. Findet Ihr Kind es gut, dass es jetzt in seinem eigenen Zimmer, in seinem eigenen Bett schläft? Vielleicht ist es sogar ein bisschen stolz, weil es ja jetzt schon so groß und tapfer ist. Bei kleinen Verunsicherungen reicht es meistens aus, dass Sie Ihrem Kind versichern, dass Sie sofort da sind, wenn es Sie braucht. Wenn es schon gut verstehen und reden kann, können Sie es auch fragen, was es braucht, damit es sich abends bzw. nachts noch besser fühlt. Vielleicht hat es ja eine Idee. Kinder wollen es zum Beispiel nicht stockdunkel im Zimmer haben – ein Nachtlicht bietet sich da an. Viele fühlen sich auch wohler, wenn die Zimmertür nachts offen bleibt – auch wenn das mit Babyfon eigentlich nicht notwendig ist.

Sobald Sie aber merken, dass sich Ihr Kind unwohl fühlt, gehen Sie so viele Schritte zurück, bis Ihr Kind wieder zufrieden ist. Und wenn das bedeutet, dass Sie da ankommen, wo Sie eigentlich von weg wollten: beim gemeinsamen Schlafen in Ihrem Schlafzimmer oder womöglich sogar Ihrem Bett. Keine Sorge – Sie lassen einfach ein wenig Zeit verstreichen und starten, wenn es Ihnen günstig erscheint, den nächsten Versuch. Es lohnt sich nicht, Ihr Kind zu drängen oder es ganz schlau mit schönen Aussichten zu locken. „Du bist doch ein großes Mädchen!", „Du bekommst dann auch ein ganz tolles Spielbett!" oder besser noch „Schau doch mal, der Jonas schläft schon ganz allein in seinem Bett und der ist sogar noch kleiner als du!". So etwas hilft Ihrem Kind nicht, seine Angst zu überwinden. Das trägt höchsten dazu bei, dass es sich wie ein Versager fühlt.

Auch wenn alles super funktioniert und Ihr Kind hervorragend in seinem Zimmer schläft – es sollte immer in Ihrem Schlafzimmer willkommen sein. Denn es wird mit Sicherheit noch oft genug Ihre Nähe brauchen.

Alleine einschlafen

Ich gebe zu – ich tu mich schwer, zu diesem Thema etwas zu schreiben. Mir ist nicht ganz klar, warum man einem kleinen Kind beibringen muss, alleine einzuschlafen, wenn es das doch hervorragend zusammen mit Mama oder Papa kann.

Kinder wollen aus einem inneren Antrieb heraus selbstständig werden. Wenn es so weit ist, sind sie hoch motiviert, das mit dem Alleineinschlafen zu schaffen. Und das tun sie auch – ganz ohne Nachhilfe. Um die Selbstständigkeit Ihres Kindes brauchen Sie sich wirklich keine Sorgen zu machen. Aber es gibt auch in meinen Augen nachvollziehbare Gründe, warum Eltern ihr Kind einem „Alleine-einschlaf-Training" unterziehen. Wenn so ein kleines Ding zum Beispiel abends ewig braucht, um abzuschalten, und sich gerne noch so lange beschäftigt, bis es irgendwann vor Müdigkeit ins Bett kippt. Ich kann verstehen, dass man nicht jeden Abend eine dreiviertel Stunde lang diesem Schauspiel beiwohnen möchte und dabei wahrscheinlich auch noch regelmäßig selbst einschläft.

Und dann gibt es natürlich noch die kinderreichen Familien, wo es schlicht organisatorisch schwer fällt, alle Kinder in den Schlaf zu begleiten – vor allem wenn sie in unterschiedlichen Zimmern schlafen. Wenn man nicht gerade ein Schlafzimmer für alle einrichtet, müssen die Kinder früh selbstständig werden. Oder die Geschwister leisten sich gegenseitig Gesellschaft beim Einschlafen – das ist in dem Fall häufig die beste Lösung.

Damit Sie also von mir nicht eine eher unmotivierte Abhandlung bekommen, wie das mit dem Alleineinschlafen funktioniert, übergebe ich jetzt lieber an Lottas Vater, Christian. Frühe Selbstständigkeit ist ihm wichtig und als Strukturist hat er auch die notwendige Geduld und Beharrlichkeit, um Lotta an das Alleinschlafen zu gewöhnen. Ich finde, er macht das ganz gut.

Lotta lernt alleine einschlafen

Lotta liebt es, im Bett vorgelesen zu bekommen und blättert auch gerne selbst in ihren Büchern herum. Christian findet ja Lottas Begeisterung für Bücher toll – aber jeden zweiten Abend eine halbe bis dreiviertel Stunde das gleiche Spiel ... Jetzt, wo er sich mit Katrin mit dem ins Bett bringen abwechselt, ist ihm das doch zu viel.

Buch!" Lotta streckt Christian Buch Nummer drei entgegen. „Lotta – zwei Bücher reichen. Jetzt leg dich schön hin und mach deine Äuglein zu. Es ist Schlafenszeit." Lotta denkt gar nicht daran, sich hinzulegen. „Buch!" Sie nimmt sich ein Buch, blättert darin herum und brabbelt vor sich her. So – das kann jetzt wieder dauern. Christian merkt, dass seine Laune gerade in den Keller geht. Er fasst einen Entschluss. Lotta muss lernen einzuschlafen, ohne dass er die ganze Zeit bei ihr ist. „Ich finde, es ist immer noch viel zu früh dazu. Sie ist erst zwei Jahre. Ist es denn so schlimm, abends eine halbe Stunde bei ihr zu sein, bis sie eingeschlafen ist?" Katrin ist genervt. Schon wieder fängt Christian mit diesem Selbstständigkeits-Mist an. „Lotta beschäftigt sich doch nach dem Vorlesen sowieso die meiste Zeit mit sich selbst im Bett. Warum muss ich da immer daneben sitzen und ihr zuschauen? Ist doch Quatsch! Außerdem nervt mich das, dass ich immer selbst dabei einschlafe. Mein System ist

dann runtergefahren und der ganze Abend ist versaut." Nach einigem Hin und Her schafft es Christian tatsächlich, dass Katrin ihr Okay gibt. Sie selbst wird allerdings nach wie vor bei Lotta bleiben, bis sie eingeschlafen ist. Und wenn Sie nur im Ansatz das Gefühl hat, dass Lotta unter Christians Selbstständigkeitstraining leidet, wird sie dafür sorgen, dass Schluss ist damit!

Selbstständigkeitstraining Schritt 1

Christian hat einen Plan, wie er Lotta daran gewöhnen möchte, alleine einzuschlafen – natürlich absolut schonend und ohne Zwang. Als Erstes hat er vor, Lotta nach dem Vorlesen und Gutenachtsagen keine große Aufmerksamkeit mehr zu schenken. Er wird sich zukünftig auch ein Buch mitnehmen und darin lesen. Lotta kann so lange in ihrem Bett das machen, wozu sie Lust hat. Als Christian am nächsten Abend sein Buch in die Hand nimmt und sich auf dem Ehebett ausstreckt (Lottas Bett steht im Übrigen immer noch direkt neben dem Elternbett ...), findet Lotta das sehr spannend. „Buch!" „Ja, Papas Buch! Du liest dein Buch und ich lese mein Buch." Nach ein paar Abenden hat sich Lotta daran gewöhnt, dass Papa in seinem Buch liest, während sie ihre Bücher anschaut. Christian geht es allein damit schon viel besser. Er kann sein Ding machen und Lotta macht ihrs. Wenn Lotta fertig ist mit ihren Büchern, will sie aber Christians Hand halten – so schläft sie dann ein.

Selbstständigkeitstraining Schritt 2

Als Nächstes hat Christian vor, ab und zu das Schlafzimmer zu verlassen, während Lotta mit ihren Büchern beschäftigt ist. „Lotta, ich bin mal kurz draußen und komm gleich wieder." Lotta schaut kurz auf und spielt dann weiter mit ihrem Buch. Das erste Mal kommt Christian nach ein paar Augenblicken wieder zu Lotta und liest weiter. Mit der Zeit dehnt er seine „Ausflüge" aus. Wenn er hört, dass Lotta sich beschwert, geht er zu ihr. Nach drei Wochen kann Christian oft die ganze Zeit, während Lotta in ihren Büchern blättert, im Wohnzimmer verbringen. Wenn Lotta dann schlafen möchte, ruft sie ihn.

Selbstständigkeitstraining Schritt 3

Jetzt soll Lotta lernen, ohne Händchenhalten einzuschlafen. Dazu löst er Lottas Griff während des Einschlafens immer wieder, sagt dabei ein paar beruhigende Worte.

Greift Lotta wieder zu seiner Hand, lässt er das zu und zieht sie nach einer Weile wieder behutsam weg. Nach zwei Wochen beruhigt Christian Lotta das erste Mal nur noch durch seine Stimme und Lotta schläft ein. Das klappt die nächsten Wochen immer zuverlässiger.

Selbstständigkeitstraining Schritt 4

Jeden Abend, wenn Christian Lotta nun zu Bett bringt, setzt er sich beim Einschlafen ein bisschen weiter weg von ihr. Er versucht, möglichst wenig mit Lotta zu reden – er ist einfach da. Fängt Lotta an zu weinen, dann geht Christian sofort zu ihr und beruhigt sie. Lange lässt Lotta Christian nicht weiter weg als bis zur Bettkante des Ehebettes. Nach ca. sechs Wochen rückt Christian mit seinem Stuhl immer ein wenig mehr in Richtung Tür – bis er nach weiteren zwei Wochen vor Lottas Kinderzimmer sitzt, so lange, bis sie eingeschlafen ist. Insgesamt dauert es vier Monate, bis Christian das erste Mal nach dem Gutenachtkuss Lottas Zimmer verlässt und Lotta ohne weiteren Beistand einschläft. „Siehst du – es hat geklappt! Und Lotta hat nicht gelitten!" Christian ist richtig stolz auf sich und seine Tochter. „Toll, Christian!" Katrin lächelt Christian an und verkneift sich einen Kommentar. Sie bleibt jedenfalls nach wie vor bei Lotta, bis sie schläft. Aber Christian ist ja auch ein Strukturist. Den muss sie als Empathist nicht vollkommen verstehen.

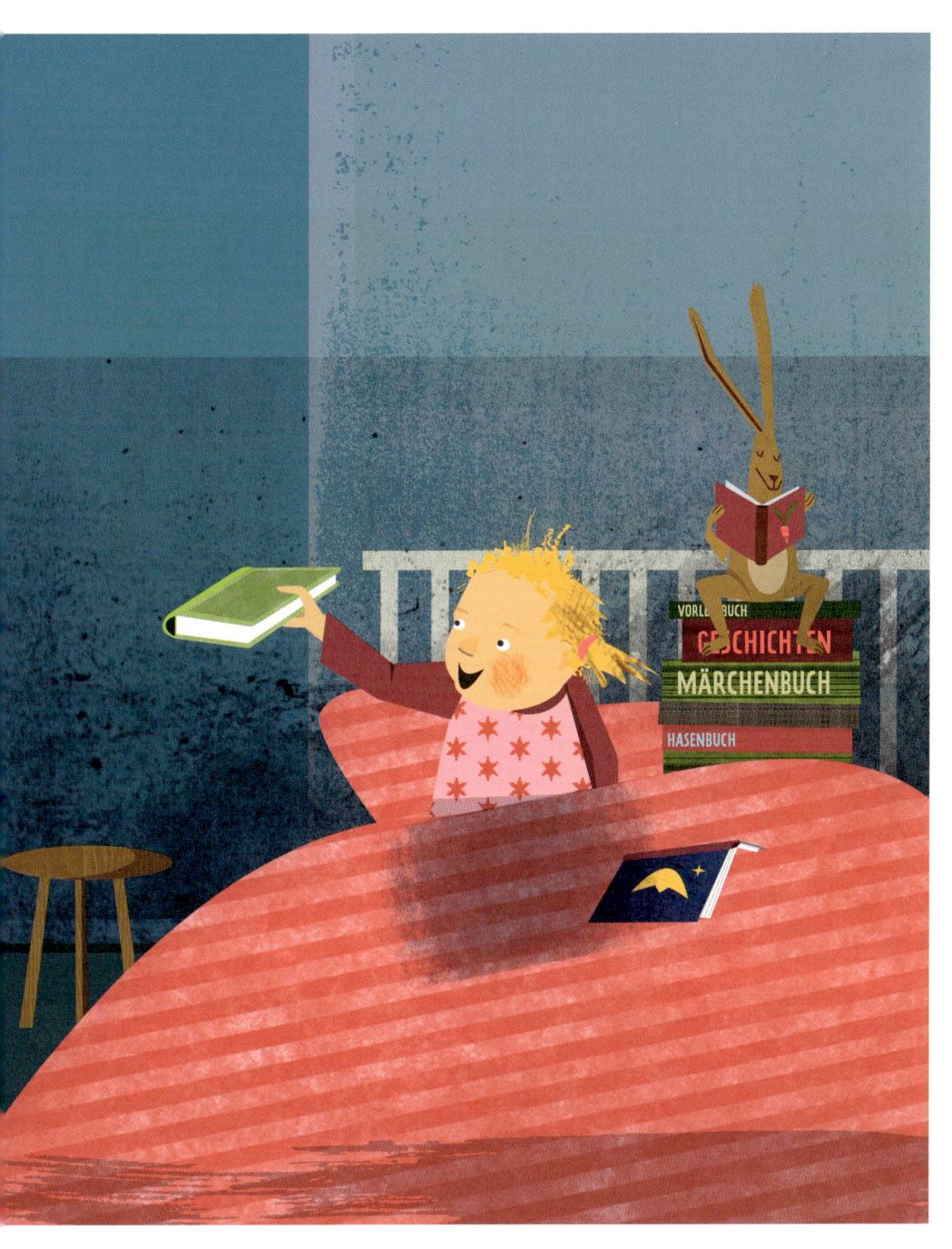

Dinge, die den Schlaf beeinflussen

Da schlafen die meisten Kinder mit ein, zwei Jahren gerade mal besser und schon kommen die nächsten Unruhestifter, die dafür sorgen, dass es nachts nicht langweilig wird. Von nächtlichen Träumen und täglichen Veränderungen …

Die meisten Gründe, warum Babys nachts aufwachen, gelten auch noch für Kleinkinder. Die „Großen" werden immer noch von Zahnschmerzen geplagt und natürlich auch von Erkältungen. Entwicklungsschübe machen sich nach wie vor gerne nachts bemerkbar und selbstverständlich können auch Kleinkinder Gewohnheiten haben, die sie in den Nachtstunden ausleben. Sehr beliebt ist zum Beispiel das Trinken von zig Milchflaschen in der Nacht. Und jetzt sollen noch weitere Störfaktoren dazu kommen? Auch wenn das so wirkt – ganz so schlimm ist es nicht. Von der Tendenz her wird es mit zunehmendem Alter tatsächlich immer besser mit dem Schlafen.

Die Schrecken der Nacht

Wenn Ihr Kind mitten in der Nacht aufschreckt und ganz furchtbar schreit, dann hatte es wohl entweder einen schrecklichen Albtraum oder es durchleidet gerade einen Nachtschreck. Beide Traumformen (den Albtraum kennt wohl jeder persönlich) gehören zu den sogenannten Parasomnien. Das sind völlig normale Schlafphänomene, die bei kleinen Kindern recht häufig vorkommen – ohne dass es dafür einen bestimmten körperlichen oder psychischen Grund gibt. Albträume können allerdings einen konkreten Auslöser haben. Manchmal treten sie auf, wenn ein Kind tatsächlich etwas Unangenehmes erlebt hat oder wenn es über einen längeren Zeitraum hinweg einem gewissen Stress ausgesetzt ist – zum Beispiel wenn die Eltern sich dauernd streiten.

So ein Albtraum und ganz besonders der Nachtschreck, auch Nachtterror genannt, können uns Eltern einen ordentlichen Schreck einjagen. Der lässt die Kleinen derartig ausrasten, dass nicht wenige Eltern aus Verzweiflung und Angst um ihr Kind den Notarzt anrufen. Aber so unheimlich und erschreckend diese nächtlichen Phänomene oft daherkommen – sie sind absolut harmlos.

Der Albtraum

Ich hatte als Kind oft Albträume – ganz besonders dann, wenn ich krank und fiebrig war. An einige kann ich mich so-gar heute noch sehr gut erinnern. Ich hatte häufig Wochen, manchmal auch Monate nach einem Albtraum noch Angst vor dem, was ich da geträumt hatte. Auch wenn meine Eltern mir tausendmal versichert haben, dass das nur ein Traum war.

Albträume kommen ungefähr ab dem dritten Lebensjahr vor – manchmal aber auch schon wesentlich früher. Typischerweise treten sie in der zweiten Nachthälfte auf, nämlich dann, wenn der REM-Schlaf stattfindet. Im REM-Schlaf träumen wir, da passieren also auch die Albträume. Dass Ihr Kind schlecht geträumt hat, merken Sie spätestens dann, wenn es aus dem Albtraum völlig verängstigt aufwacht und bitterlich weint. Es muss dann unbedingt ausgiebig getröstet und beruhigt werden. Oft können sich Kinder sehr gut an ihren Albtraum erinnern. Das ist auch der Grund, warum sie nach so einem Traum meistens nicht einschlafen können. Kleine Kinder sind ja noch nicht wirklich in der Lage, zwischen Traum und Wirklichkeit zu unterscheiden – für sie hat das real stattgefunden und sie haben wahnsinnige Angst, dass das schreckliche Monster, der böse Hund oder der unheimliche Baum plötzlich wieder kommt. Wichtig ist, dass Sie Ihrem Kind immer wieder versichern, dass das nicht wirklich passiert ist. Nur mit viel Nähe und gutem Zuspruch schlafen die Kleinen dann nach einiger Zeit vor lauter Erschöpfung wieder ein.

Die Angst vor dem Geträumten kann noch eine ganze Weile den Schlaf stören. So ein Albtraum muss erst einmal verarbeitet werden. Wenn die Kleinen schon etwas größer sind, hilft es manchmal, wenn sie ihren Traum aufmalen. Zusammen mit den Eltern können sie dann über den Traum sprechen und sich zum Beispiel ein Happy End ausdenken.

Auch Lotta hatte gerade einen schlimmen Albtraum. Katrin und Christian mussten sich etwas einfallen lassen und sich in Geduld üben, bis Lotta überhaupt wieder bereit war, auch nur einen Fuß ins Bett zu setzen …

Der Nachtschreck (Pavor Nocturnus)

Wer bei seinem Kind einen Nachtschreck miterlebt hat, vergisst dieses dramatische Ereignis wohl nie wieder in seinem Leben. Das Kind dagegen kann sich schon am nächsten Tag an überhaupt nix mehr erinnern. Zum Glück!

Der Nachtschreck tritt im Gegensatz zum Albtraum in der ersten Nachthälfte auf. Die Kinder schrecken aus dem Tiefschlaf auf und scheinen wach zu sein – sind es aber nicht wirklich. Sie haben weit aufgerissene Augen und wirken wie vom Teufel besessen. Sie schlagen wild um sich, schreien, schwitzen stark und atmen heftig. Sie stoßen ihre Eltern weg und lassen sich in keiner Weise beruhigen. Während ein Kind nach einem Albtraum getröstet werden will, wehrt sich es sich während eines Nachtschrecks mit Händen und Füßen gegen jede Form von Trost. Es ist einfach nicht ansprechbar, in keiner Weise aufnahmefähig. Das einzige, was Sie als Eltern tun können, ist abzuwarten und darauf zu achten, dass es sich nicht verletzt. Versuchen Sie Ihr Kind auf keinen Fall richtig zu wecken. Wenn Sie es überhaupt schaffen, ist Ihr Kind höchstwahrscheinlich erst einmal völlig orientierungslos und wahnsinnig schlecht gelaunt. Besser ist,

Lotta hat einen Albtraum

Lotta ist schon als Baby nachts manchmal furchtbar schreiend aufgewacht. Katrin und Christian waren sich dann nicht sicher, ob sie vielleicht schlecht geträumt hatte. Aber Lotta konnte ja damals noch nicht erzählen, was passiert war. Jetzt ist Lotta zwei und kann sich mittlerweile sehr überzeugend mitteilen ...

„Mama, Mamaaaaaaaa!" Katrin ist sofort wach. Lotta weint bitterlich und streckt ihre Arme nach Katrin aus. Katrin hebt Lotta aus ihrem Bett heraus und nimmt sie zu sich. Lotta klammert sich an Katrin und zeigt auf die Schlafzimmertür „Sofa!" Katrin schaut Lotta fragend an. „Willst du ins Wohnzimmer?" Lotta nickt und schluchzt heftig weiter. Es dauert eine ganze Weile, bis sich Lotta auf dem Wohnzimmersofa so weit beruhigt hat, dass Katrin sie fragen kann, was denn passiert ist. „Lotta Bett! Ähähäh. Lotta Bett!" Mit weit aufgerissenen Augen hält sich Lotta die Ohren zu, während sie immer wieder ganz laut „Ähähäh" macht und dann ganz entsetzt „Lotta Bett!" ruft. Mittlerweile ist auch Christian dazugekommen. Katrin zuckt mit den Achseln. „Soweit ich das verstanden habe, hat sie geträumt, dass ihr Bett ein lautes Geräusch macht oder dass irgendetwas in ihrem Bett laute Geräusche von sich gibt." Katrin hält Lotta die ganze Zeit im Arm und erklärt ihr immer wieder, dass sie nur geträumt hat und dass mit ihrem Bett alles in Ordnung ist. Ganz langsam beruhigt sich Lotta. „So, meine Süße – jetzt gehen wir mal wieder schlafen." Lotta fängt sofort an zu schreien. „Neeeeeeeeeeeeeeiiiin!" Ihr Blick ist voller Angst und sie fängt wieder an zu weinen. Katrin verbringt die Nacht mit Lotta auf dem Sofa.

Lotta hat Angst vor ihrem Bett

Am nächsten Morgen weigert sich Lotta, überhaupt nur in die Nähe des Schlafzimmers zu gehen. Katrin ist ratlos. „Oh je – wie sollen wir Lotta davon überzeugen, dass sie vor ihrem Bett keine Angst zu haben braucht?" Es ist Samstag. Katrin, Christian und die munter schmatzende Lotta sitzen am Frühstückstisch. „Ich werde versuchen, heute öfter mal mit Lotta im Schlafzimmer zu spielen. Vielleicht können wir uns ja so ans Bett annähern." Gleich nach dem Frühstück schlägt Christian Lotta vor, ihr Lieblingsspiel zu spielen. Toben auf Mamas und Papas Bett!" Lotta freut sich, schaut dann aber plötzlich betrübt. Sie überlegt kurz und sagt dann wieder strahlend „Sofa!" So leicht wird das nicht. Am Ende des Tages hat es Christian immerhin geschafft, einmal mit Lotta ins Schlafzimmer zu gehen und kurz auf dem Ehebett herum zu springen. Lottas Bett ist absolutes Tabu.

Zeit und neuer Anstrich helfen

Eine Woche lang weigert sich Lotta standhaft, im Schlafzimmer zu übernachten. Katrin schläft mit ihr auf dem Sofa im Wohnzimmer. Nach sieben Tagen und vielen, vielen aufwändigen Spieleinheiten im Schlafzimmer ist Lotta zumindest bereit, in Katrins und Christians Bett zu schlafen. Der Versuch, Lottas Bett einfach in ihr Zimmer zu stellen und „in neuer Umgebung" zu schlafen, ist gescheitert. Es dauert weitere zwei Wochen, bis Lotta sich endlich wieder zum Schlafen in ihr Bett legt – und das nur, weil Katrin Lottas Bett komplett umgestaltet

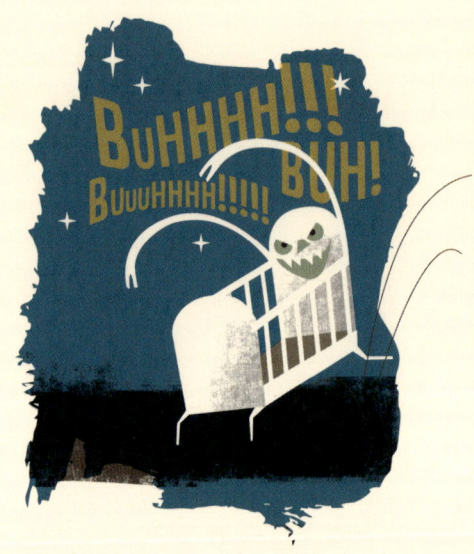

hat: es gibt neue Bettwäsche mit Schäfchen drauf, zwei schöne Postkarten vom Sandmann kleben nun am Fußende und ein wunderschöner Himmel mit aufgenähten Blüten hängt über Lottas Bett. Ach ja – und alleine Einschlafen ist bis auf weiteres vom Tisch.

WISSEN

Wachstumsschmerzen

Es gibt Kinder, die wachen nachts auf und klagen über Beinschmerzen. Eigentlich tut Wachsen nicht weh, aber es gibt tatsächlich Kinder, die bei Wachstumsschüben unter Schmerzen leiden, vor allem an den Beinen. Die Schmerzen treten meistens nachts auf, dauern aber nicht lange an. Wärme und Massagen helfen in der Regel gut gegen die Beschwerden. Vor kurzem habe ich eine Mutter kennen gelernt, die nachts die schmerzenden Beine ihres Sohnes föhnt! Ihm tut das gut und er kann dann wieder einschlafen.

wenn es Ihnen gelingt, Ihr Kind dazu zu bringen, sich wieder ins Bett zu legen. So ein Pavor Nocturnus dauert zwischen fünf und fünfzehn Minuten. Ist er vorbei, schläft das Kind sofort wieder ein – so als ob nichts gewesen wäre. Am häufigsten tritt er bei Kindern zwischen einem und fünf Jahren auf. Bei vielen Kindern nie – bei einigen dagegen öfter. Da sich die Kinder an diesen unheimlichen Spuk nicht erinnern können, haben sie wenigstens danach auch keinerlei Probleme mit dem Schlafen. Aus diesem Grund ist es auch schlauer, ihnen erst gar nicht groß von dem nächtlichen Drama zu erzählen.

Veränderungen, die es in sich haben

Die meisten Kinder können Veränderungen nicht leiden. Sie haben es lieber berechenbar. So lernen sie zu vertrauen. In ihrem Koordinatensystem gibt es vor allem drei Punkte, an denen sie sich orientieren und die ihre Welt zusammenhalten. Ihre Bezugspersonen (Eltern), ihre unmittelbare Umgebung (die Wohnung/das Haus) und die alltäglichen Abläufe (Aufstehen, Spielen, Essen, ins Bett gehen). Wird an ihrem festen Gefüge gerüttelt, verunsichert sie das. Das ist nicht von vornherein schlecht. Um Neues zu lernen, können die Kleinen auch mal kleine Erschütterungen vertragen. Wichtig ist nur, dass Sie Ihrem Kind die Sicherheit geben, die es braucht, falls es sensibel auf eine Veränderung reagiert.

Ist Ihr Kind seit neustem bei der Tagesmutter? Haben Sie das erste Mal einen Babysitter engagiert? Oder hat Ihr Kind eine Schwester oder einen Bruder bekommen? Das sind alles mächtige Veränderungen, die das bewährte Koordinatensystem Ihres Kindes ordentlich durcheinander schütteln. Die Auswirkungen des „Bebens" werden sie wahrscheinlich auch (oder ganz besonders) nachts zu spüren bekommen. Da können auch die selbstständigsten Kinder plötzlich wieder wahnsinnig anhänglich werden.

Kindergarten (Betreuung durch Dritte)

Ihr Kind kommt in den Kindergarten. Bisher haben ausschließlich Sie und Ihr Partner es umsorgt – höchstens noch die Großeltern. Plötzlich ist da wer anders, der es tröstet, wenn es sich weh tut, der ihm zu essen gibt, wenn es Hunger hat, der ihm sagt, was geht und was nicht, der ihm die Windel wechselt und der es zum Mittagsschlaf hinlegt. Und dann noch die vielen anderen Kinder … Hier ist es eines unter vielen. Auch wenn die Eingewöhnung sehr sanft abläuft und es Ihrem Kind im Kindergarten oder bei der Tagesmutter gut gefällt, kann es trotzdem sein, dass die neuen Umstände es

ganz schön fordern. Und nicht nur das Neue. Ganz besonders Ihre Abwesenheit – und wenn es nur zwei Stunden am Tag sind – muss Ihr Kind erst einmal verdauen. Dieses Verdauen findet oft nachts statt. Viele Kinder schlafen unruhiger und brauchen auf einmal wieder unheimlich viel Nähe. Manchmal kommt es einem vor, als ob sie sich nachts die Aufmerksamkeit holen, die sie jetzt tagsüber von ihren Eltern nicht mehr bekommen. Und da ist es ziemlich egal, wann Sie Ihr Kind in eine Fremdbetreuung geben. Ob das nun mit einem oder mit drei Jahren passiert. In erster Linie ist es Typsache, wie schnell man sich mit so einer Umstellung anfreundet – auch bei optimalen Rahmenbedingungen (wenn sowohl die Erzieher als auch Sie Ihrem Kind einfühlsam bei der Eingewöhnung beistehen).

Wenn Ihr Kind nachts oft aufwacht, sehr stark Ihre Nähe sucht oder irgendwie gestresst wirkt, ist es wichtig, dass Sie ihm geben, was es braucht – Ihre Präsenz. Es macht dann Sinn, ein wenig Tempo aus der Eingewöhnung raus zu nehmen oder unter Umständen auch ein, zwei Schritte zurück zu gehen. Ist Ihr Kind schon eingewöhnt, kann es helfen, vorübergehend die Stundenzahl in der Betreuung zu reduzieren. Vielleicht braucht Ihr Kind auch einfach mal etwas Urlaub vom Kin-

WISSEN

Babysitter – was ist zu beachten?

Zwischen dem Babysitter und Ihrem Kind muss eine echte Beziehung bestehen. Erst dann sollten Sie die beiden alleine lassen. Und bis so eine Beziehung entsteht, muss einiges an gemeinsamer Zeit (und Geld) investiert werden. Wie viel kann man nicht pauschal sagen – das kommt natürlich auf die Beteiligten an. Aber idealerweise sollte es schon drei bis fünf gemeinsame Treffen mit Ihnen, dem Babysitter und Ihrem Kind geben, bevor Sie dem Babysitter Ihr Kind anvertrauen. Vor allem wenn es um eine Betreuung am Abend bzw. in der Nacht geht. Da ist Ihr Kind ganz besonders davon abhängig, dass es von einer Person betreut wird, der es wirklich vertraut.

dergarten. Oft haben die Kleinen nach ein, zwei Tagen zu Hause schon wieder ganz gut Kraft geschöpft und können mit neuer Energie den Kindergarten erobern.

Die Entthronung

Eben noch die Nummer eins und dann ist da plötzlich so ein Baby, das alle Aufmerksamkeit auf sich zieht – und das, obwohl es außer Schreien und in die Windeln machen überhaupt nichts kann. Ein Geschwisterchen zu bekommen ist hart. Das Exklusivrecht an Mama und Papa ist von heute auf morgen erloschen. Man muss ab sofort um Aufmerksamkeit kämpfen und aufpassen, dass man neben diesem nimmersatten Schreihals nicht zu kurz kommt. So empfinden es

zumindest die Erstgeborenen mehrmals täglich. Dabei haben sie ihr kleines Geschwisterchen in der Regel ziemlich schnell in ihr Herz geschlossen. Die Angst, von den Eltern nicht mehr genug anerkannt und geliebt zu werden, ist trotzdem da. Selbst wenn Sie sich zwischen beiden Kindern zerreißen, damit ihr Großes bloß nicht allzu sehr unter der neuen Familienkonstellation leidet. Es ist nie genug. Wenn ich nur daran denke, was ich nach der Geburt von Clara alles gemacht habe, nur damit sich Selma nicht benachteiligt fühlt… Irgendwann (viele Monate und Zerreißproben später) habe ich dann akzeptiert, dass es einfach nicht so sein kann, wie es vorher einmal war und dass das auch in Ordnung ist. Das war für mich eine absolut befreiende Erkenntnis!

Sie können sich wahrscheinlich vorstellen, dass der Familienzuwachs auch Auswirkungen auf das Schlafen hat. Lottas Schlafgewohnheiten wurden von Lukas – Lottas neuem Bruder – nicht unwesentlich beeinflusst …

Trennungen (auf Zeit)

Man braucht nicht viel Fantasie, um sich vorzustellen, dass ein Kleinkind auch auf Trennungen empfindlich reagieren kann. Ob Sie für ein paar Tage ins Krankenhaus müssen, auf Geschäftsreise sind oder einfach wieder anfangen zu arbeiten – das alles bringt erst einmal das kindliche Gleichgewicht durcheinander. Ist das geschehen, macht sich das bei den Kleinen gerne nachts bemerkbar.

Bei den Beispielen von eben ging es um zeitlich begrenzte Trennungen. Bei denen von Dauer gibt es logischerweise oft noch mehr „Anpassungsbedarf". Zieht ein Elternteil aus, muss sich ein Kind erst einmal damit zurechtfinden, dass Mama oder Papa nicht mehr zu Hause wohnt –

und das nicht nur für ein paar Tage. Ganz zu schweigen von den Konflikten, die vor, während und nach einer Trennung kaum zu vermeiden sind. Da müssen die Streitigkeiten nicht einmal offen ausgetragen werden – Kinder sind Allesspürer. Die nehmen auch die kleinste Spannung wahr.

Aber auch die Trennung von einer gewohnten Umgebung kann Ihrem Kind zu schaffen machen. Ziehen Sie in neue vier Wände, ist das eine einschneidende Veränderung, die Ihr Kind mit Sicherheit verunsichern wird. Auch wenn es den Umzug eigentlich super findet.

Und was kann man da machen? Mit diesen Trennungen bzw. Veränderungen muss Ihr Kind ja nun einmal leben. Sie sollen sich nur im Klaren sein, dass die Veränderungen nicht einfach spurlos an Ihrem Kind vorbei gehen. Sie sind oft Grund für unruhige Nächte oder für „Rückschritte" beim selbstständigen Schlafen. Druck hilft da überhaupt nicht weiter. Auch hier sind mal wieder Verständnis und Geduld angesagt.

Lotta bekommt einen Bruder

otta ist ein großes Mädchen. Sie schläft seit einem halben Jahr alleine im
Kinderzimmer. Kurz nachdem sie in den Kindergarten gekommen ist, hat sie
plötzlich beschlossen, dass sie nicht mehr bei ihren Eltern schlafen möchte.
Und jetzt ist sie auch noch große Schwester geworden!

Lotta drückt mit ihrem Zeigefinger in Lukas Backe. Die ist ziemlich dick, findet Lotta. Lukas, Lottas frischgebackener Bruder, fängt an zu schreien. Das der immer gleich so schreien muss – Lotta hält sich die Ohren zu. „Vorsichtig Lotta. Nicht so fest. Lukas ist ein zartes Baby. Da muss du immer ganz doll aufpassen, mein Schatz, ja?" Katrin nimmt Lukas, der eben noch neben Lotta auf dem Sofa lag, auf den Arm. „Mama, wollen wir was spielen?" „Lotta, ich kann jetzt gerade nicht. Ich muss Lukas stillen. Vielleicht spielst du erst einmal etwas alleine und ich mache dann später mit." „Will aber mit dir spielen!" Lotta sitzt beleidigt auf dem Sofa.

Alles muss sich einspielen

Lukas ist jetzt seit gut zwei Wochen auf der Welt. Eine Woche war Lotta alleine mit Christian zu Hause. Katrin hatte einen Kaiserschnitt und musste solange mit Lukas im Krankenhaus bleiben. In der ersten Woche zu Hause klappte alles recht gut. Christians Mutter, Andrea, war da und

Christian hatte frei. Es gab immer jemanden, der sich nach dem Kindergarten um Lotta gekümmert hat. Lotta muss sich ja auch erst einmal daran gewöhnen, dass Katrin nicht mehr voll und ganz verfügbar ist. Außerdem hat Andrea bei Lotta im Kinderzimmer übernachtet – das fand Lotta toll. Jetzt ist alles nicht mehr ganz so komfortabel. Heute Morgen ist Andrea abgereist und Christian musste auch wieder arbeiten gehen. Lotta wird, solange bis Katrin wieder einigermaßen fit ist, von einer sehr netten Mutter aus dem Kindergarten nach Hause gebracht. Das findet Lotta weniger toll. „Was soll ich jetzt machen?" Lotta schaut mit finsterem Blick zu, wie Katrin Lukas stillt. „Lotta, bald ist Papa da. Aber vielleicht kannst du mir ja gleich mal helfen, Lukas frisch zu machen?" Katrin fühlt sich schon jetzt total mit der Situation überfordert. Sie kann es kaum erwarten, dass Christian von der Arbeit kommt. Als er dann da ist, entspannt sich alles. Katrin kann sich endlich mit ruhigem Gewissen um Lukas kümmern und Christian spielt mit Lotta.

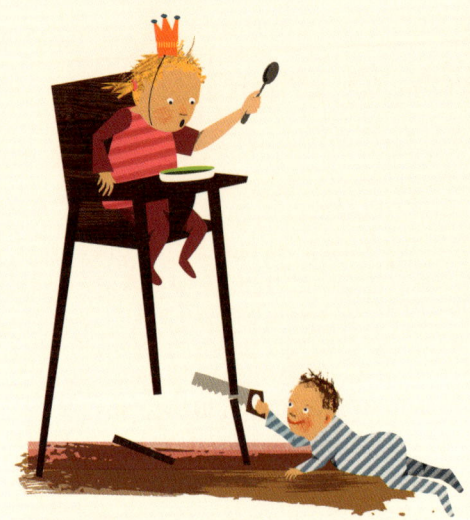

Lotta braucht mehr Mama

Nach dem Abendessen (das hatte Andrea zum Glück schon vorgekocht) will Christian Lotta ins Bett bringen. „Nein, Mama soll mich ins Bett bringen! Mama muss sich um mich kümmern!" Lotta schaut Katrin vorwurfsvoll an. „Na gut, dann bring ich dich heute ins Bett!" Katrin gibt Christian den kleinen Lukas. Als Katrin mit Lotta, nach dem Zähneputzen, in ihr Zimmer gehen möchte, zieht Lotta Katrin ins Schlafzimmer. „Ich will bei dir schlafen. Lukas schläft auch bei dir." „Aber Lotta, Lukas

ist doch noch ganz klein und muss nachts von mir gefüttert werden. Deshalb schläft er bei mir. So wie du damals auch, als du ein Baby warst." „Aber ich will auch bei dir schlafen." Lotta fängt an zu weinen. Große Tränen kullern über ihre roten Backen. Die dreijährige Lotta wirkt plötzlich ganz klein. „Ach mein süßer Schatz." Katrin nimmt Lotta auf den Arm und drückt sie ganz fest. „Und wenn Papa erst einmal mit dir in deinem Zimmer schläft?" „Ich will bei dir sein!" Lotta schluchzt so sehr, dass man sie kaum verstehen kann.

Das Familienschlafzimmer

„Das ist ja wohl jetzt nicht dein Ernst?" Christian schaut Katrin entsetzt an. „Es ist gerade nicht leicht für Lotta. Komm sei nicht so. Du weißt doch – immer wenn Lotta mal wieder einen Schritt zurückgeht, dann geht sie bald auch wieder zwei nach vorne. Stell bitte Lottas Bett in unser Schlafzimmer. Bitte."
Die ganze Familie schläft jetzt erst einmal im Schlafzimmer. Lotta findet das toll. Morgens, wenn sie aufwacht, schaut sie als Erstes, was Lukas macht. Sie kann es immer kaum abwarten, bis er aufwacht und sie mit ihm kuscheln darf.

Wie schlafen große Kinder in anderen Ländern?

Auch Kleinkinder schlafen in vielen anderen Ländern noch bei ihren Eltern. Selbstständiges Schlafen oder auch feste Schlafenszeiten und ausgeprägte Einschlafrituale sind wohl eher ein Phänomen der nord-westlichen Welt. Nur in Japan mag man es auch ein wenig strukturierter.

Kumiko aus Japan

Bis unsere Kinder ca. ein Jahr alt sind, gibt es keine regelmäßigen Zubettgeh-Zeiten. Ab einem Jahr versuchen wir unsere Kinder in etwa zur gleichen Zeit ins Bett zu bringen, spätestens bis zehn Uhr. Sie schlafen immer noch bei ihren Eltern auf dem Futon – oft bis zum Schulalter – und später mit den Geschwistern in einem separaten Zimmer. Und sie werden immer von den Eltern (meistens der Mutter) oder auch von den Großeltern in den Schlaf begleitet. Oft gibt es ein kleines Einschlafritual, wie zum Beispiel ein Buch lesen.

Rajani aus Indien

Unsere Kinder schlafen dann, wenn sie müde sind – das ist in der Regel eher spät. Dafür halten sie aber auch einen längeren Mittagsschlaf. Die Kinder sind einfach überall mit dabei – sie gehören dazu. Meistens

schlafen auch noch unsere Kleinkinder auf dem Arm ein.

Magdalena aus Polen

Ja – genauso ist es auch bei uns. Und eine echte Trennung zwischen Kinder- und Erwachsenenwelt gibt es auch bei uns nicht.

Lina aus Peru

Das alles ist auch bei uns so. Und unsere größeren Kinder schlafen nach wie vor mit ihren Eltern oder den Geschwistern zusammen in einem Bett.

Riitta aus Finnland

Das ist bei uns wirklich ganz anders – unsere Kinder gehen zu einer ganz bestimmten Zeit ins Bett. Meistens zwischen 19 und 20 Uhr. Ausnahmen gibt es kaum. Es gibt ein

Einschlafritual, dann wird das Licht ausge-
macht und die Eltern verlassen das Zimmer.
Wir gewöhnen unsere Kinder früh daran,
alleine einzuschlafen. Diese klare Struktur
ist für uns wichtig, da bei uns in der Regel
beide Elternteile berufstätig sind. Der
Tagesablauf muss da einfach berechenbar
sein. Unsere Kinder stehen morgens schon
früh auf um in den Kindergarten zu gehen
– damit sie ausreichend Schlaf bekommen,
müssen sie zu einer bestimmten Zeit im
Bett liegen.

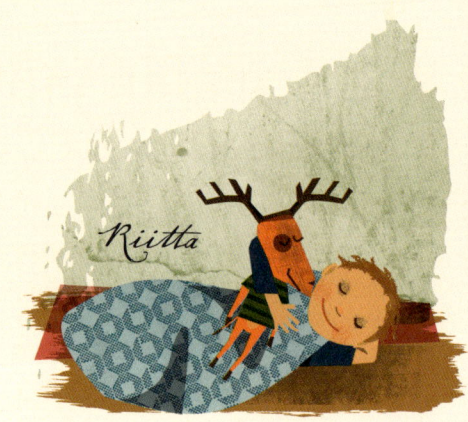

Nicole von der Elfenbeinküste

Einschlafritual, Struktur – so etwas gibt es
bei uns nicht. Tja – wie schlafen größere
Kinder bei uns? Ein Kind schläft einfach,
wenn es müde ist – natürlich bei den Eltern
oder den Geschwistern.

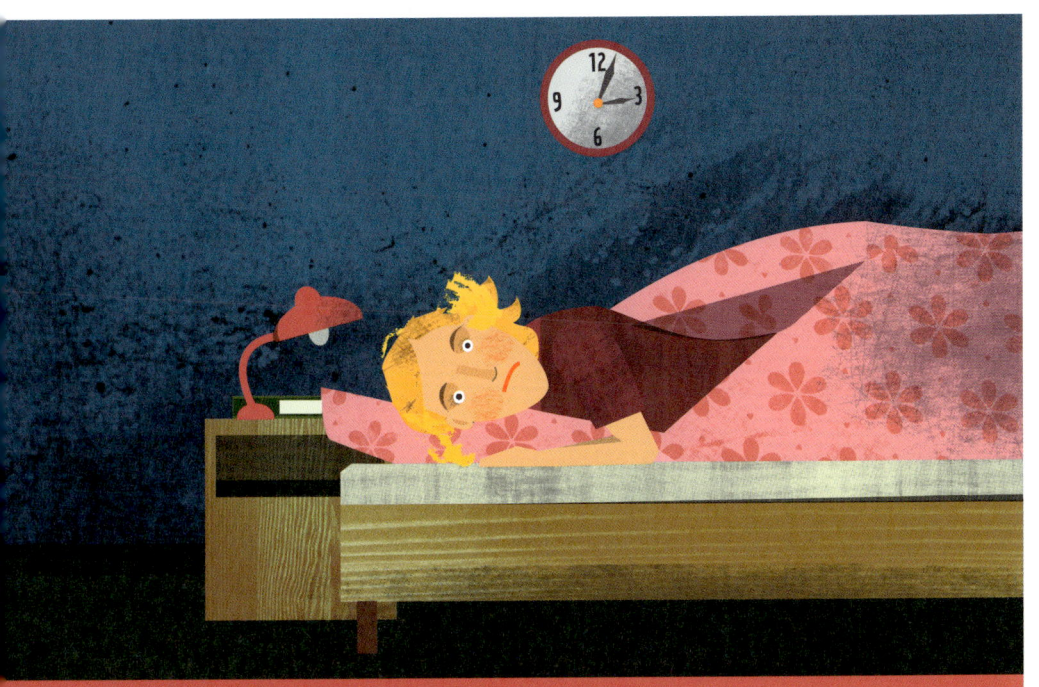

Lotta schläft – und Mama?

Jetzt, wo Ihr Kind endlich schläft,
finden Sie nicht in den Schlaf. Den
brauchen Sie aber – daher kümmern
Sie sich jetzt um sich!

Einfach zu wenig Schlaf ...

Wahrscheinlich haben Sie sich nicht erst einmal gefragt, wie Sie diese Babyzeit überleben sollen. Es reicht ja schon, dass man tagsüber zu nichts mehr – außer Baby – kommt. Aber dieser ständige Schlafmangel macht einen derart fertig, dass man manchmal nicht mal mehr das Minimalprogramm schafft.

Es ist hart, keine Zeit mehr für sich zu haben. Und damit meine ich nicht, keine Zeit, um ein Buch zu lesen, ins Kino zu gehen oder sich einen Tag Wellness zu gönnen. Ist das Baby da, kommt man ja oft genug gar nicht erst zur Basis-Körperpflege wie Duschen, Haare waschen, Zähne putzen geschweige denn dazu, die Fingernägel zu schneiden oder irgendeine Form von Fußpflege zu betreiben. Alles dreht sich ums Baby und wir geben 24 Stunden am Tag unser Bestes, um sämtliche Bedürfnisse unseres Nachwuchses so gut wie möglich zu befriedigen. Unsere Bedürfnisse werden hinten angestellt und bis auf weiteres geparkt. Ist auch okay so – ist ja nur für eine begrenzte Zeit. Auch unser Bedürfnis nach Schlaf wird vernachlässigt. Geht gar nicht anders – die Kleinen fordern Tag und Nacht und müssen irgendwie ständig versorgt und beruhigt werden.

Nur ist Schlafen im Gegensatz zur Fußpflege ein elementares Grundbedürfnis, wo wir auf Dauer nur sehr eingeschränkt einsparen können. Zumindest ohne dass größere Mangelerscheinungen auftreten. Das bedeutet, dass man eigentlich die Zeit, die man jetzt nachts weniger schläft, mit einigen Schlafeinheiten am Tage ausgleichen müsste.

Aber wer macht das schon konsequent? Legen Sie sich tagsüber mit Ihrem Baby hin, wenn es schläft? Wie die meisten anderen werden wahrscheinlich auch Sie eher einen Waschgang starten, die Küche aufräumen oder die Zeit nutzen, um kurz mal die E-Mails zu checken. Und wenn man dann ein Kind hat, das auch nach einem halben oder dreiviertel Jahr nicht annähernd daran denkt, nachts durchzuschlafen, rächt sich der großzügige Umgang mit den eigenen Ressourcen. Irgendwann sind die Akkus so was von aufgebraucht, dass ein, zwei Nickerchen am Tage nicht wirklich ausreichen, um wieder Kraft zu schöpfen.

Wie viel Schlaf brauchen Sie eigentlich, um am nächsten Morgen richtig erholt zu sein? Und auf wie viele Stunden Schlaf kommen Sie, seitdem Ihr Kind auf der Welt ist? Ja – da könnte man mal wieder in Selbstmitleid versinken ... Und so richtig schlimm wird das Ganze, wenn Sie neben Ihrem Baby auch noch selbst dazu beitragen, dass Sie nicht zu Ihrem Schlaf kommen. Natürlich alles andere als mit Absicht. Nicht wenige Mütter haben echte Schwierigkeiten, wieder einzuschlafen, wenn ihr Baby sie erst einmal geweckt hat. Das zerrt an den sowieso schon stark strapazierten Nerven!

Grenzen erkennen

Die Verantwortung hört nie auf. Als mir das erste Mal klar wurde, dass ich tatsächlich nie, auch nicht für eine Sekunde, aufhöre, Mutter zu sein und damit immer (zumindest die ersten Jahre) rund um die Uhr verantwortlich bin für mein Kind, hat mich das ganz schön mitgenommen. Ich glaube, ich hatte so etwas wie einen depressiven Moment. Irgendwie kam es mir vor, als ob mir mit einem Mal meine ganze Unbeschwertheit abhandengekommen wäre. Zum Glück blieb dieses schwere Gefühl nicht allzu lang, aber ab und zu befällt es mich wieder für einen Augenblick.

Diese Verantwortung macht vielen Eltern (besonders den Müttern) vor allem nachts zu schaffen. Immer für das Kind da sein. Nicht einmal einfach einschlafen können, ohne die Gewissheit, dass es sowieso gleich wieder aufwacht. Das alles kostet wahnsinnig viel Kraft. Ganz besonders, wenn die Verantwortung und der tatsächliche Aufwand hauptsächlich an einer Person hängen (wie das ja häufig der Fall ist...). Natürlich kommt es auch darauf an, mit welchem Nervenkostüm bzw. Schlafbedürfnis man ausgestattet ist. Die individuelle Belastungsgrenze kann ganz unterschiedlich ausfallen. Wahrscheinlich kennt jeder von uns irgendeine Mutter, die trotz anhänglichen Baby-Zwillingen und aufmüpfigem Kleinkind die Ruhe in Person ist und höchstens mal im Ansatz angestrengt wirkt. Aber das spielt keine Rolle. Die Frage ist, wie es Ihnen aktuell

Warnsignale bei erschöpften Eltern

	ja	nein
Brechen Sie regelmäßig bei den kleinsten Anlässen in Tränen aus?	☐	☐
Vergessen Sie häufig wichtige Termine?	☐	☐
Suchen Sie ständig nach irgendwelchen Dingen, die Sie irgendwo haben liegen lassen?	☐	☐
Fühlen Sie sich oft persönlich angegriffen und reagieren Sie schnell gereizt?	☐	☐
Fällt es Ihnen zunehmend schwer, Geduld für Ihr Kind aufzubringen?	☐	☐
Macht Ihnen das Essen keinen Spaß mehr?	☐	☐
Fällt es Ihnen morgens schwer, sich auf den Tag zu freuen?	☐	☐
Können Sie sich häufig nicht mehr an das erinnern, was Ihnen jemand erzählt hat?	☐	☐
Fallen Ihnen die einfachsten Erledigungen unheimlich schwer?	☐	☐
Können Sie kein Buch lesen, keinen Film schauen, kein Gespräch führen, ohne, dass Ihnen nach fünf Minuten die Augen zufallen?	☐	☐

geht und ob Sie gerade mit viel Mühe an Ihrer persönlichen Grenze entlanghangeln und Ihnen die Kraft auszugehen droht.

Signale ernst nehmen

Jeder Mensch hat einen bestimmten Schlafbedarf – wie die Kinder, so auch die Erwachsenen. Dem einen reichen fünf Stunden Schlaf, der andere braucht seine acht Stunden, um fit zu sein (der Alltag zeigt, dass viele Männer offenbar mehr Schlaf benötigen als Frauen ...). Wenn Sie über Wochen und Monate hinweg ständig zu wenig schlafen, dann ist klar, dass das Ihrem Körper und Ihrer Psyche nicht gut tut. Und Ihrer Familie daher auch nicht.

Wie viel Schlafentzug können Sie aushalten? Sind Sie bereits an Ihrer persönlichen Grenze angekommen? Sie wissen es nicht? Ja – das Krasse ist, dass man das manchmal tatsächlich gar nicht selbst merkt. Besonders Frauen sind Spezialisten darin, Warnsignale schlicht zu ignorieren und einfach so weiter zu machen wie bisher. Oft müssen sie erst einem anderen Auto hinten rein fahren oder einen wichtigen Geschäftstermin komplett vergessen, damit sie sich fragen, was eigentlich mit ihnen los ist. Meistens sind es aber die anderen, denen auffällt, dass es einer Mutter nicht gut geht. Spätestens dann, wenn sie bei der Frage „Wie geht's dir denn eigentlich?" in Tränen ausbricht.

Wie geht es Ihnen? In der nebenstehenden Tabelle sind ein paar Fragen an Sie – wenn Sie die meisten mit Ja beantworten, dann ist es allerhöchste Zeit, dass Sie etwas unternehmen. Sie müssen wieder zu Kräften kommen!

Mehr schlafen

Was hilft am besten gegen akute Erschöpfung? Schlafen. Eigentlich ganz einfach. In der Realität ist es aber alles andere als einfach, mit einem kleinen Baby zu ausreichend Schlaf zu kommen. Vor allem, wenn man dann auch noch Ansprüche hat wie „Meine Wohnung muss immer aufgeräumt und sauber sein." oder „Ich muss im regelmäßigen Kontakt zu all meinen Freunden stehen.".

Was müssen Sie konkret tun, damit Sie sich trotz widriger Umstände (ich weiß, keine so nette Bezeichnung für ein süßes Baby) so viel Schlaf verschaffen, dass Sie wieder im Alltag funktionieren und dabei auch noch hin und wieder Spaß empfinden?

Runter mit den Erwartungen

Es gibt verschiedene Möglichkeit, zu mehr Schlaf zu kommen. Die einfachste ist: Werden Sie zum Gelegenheitsschläfer. Das heißt, Sie müssen dann schlafen, wenn Ihr Kind schläft. „Das geht aber nicht. Wann soll ich denn die Spülmaschine ausräumen, die Waschmaschine füllen, die Wohnung aufräumen, den Schreibkram erledigen, die verschissenen Bodys bleichen, die Wäsche zusammenlegen, meine Freundin anrufen, das Essen kochen, die Babyklamotten sortieren, meiner Tante schreiben, …" Die Liste ist unendlich. Natürlich, das alles muss getan werden – nur nicht unbedingt dann, wenn Ihr Kind schläft. Weil nur dann können Sie sich – ohne größeren organisatorischen Aufwand – selbst hinlegen. Viele der Aufgaben lassen sich auch erledigen, wenn Ihr Kind wach ist. Wahrscheinlich nicht in der Geschwindigkeit und mit der Ruhe, als wenn Sie das ohne Kind machen würden. Aber lieber da die Abstriche in Kauf nehmen als beim Schlafen.

Und das, was Sie nicht schaffen, bleibt halt liegen. Dann stehen eben ein paar Wäschekörbe herum, bis Sie das nächste Mal dazu kommen, sie zusammen zu legen. Dann wartet der Schreibkram eben so lange, bis Ihr Partner Ihnen das Kind abnimmt. Dann ist die Wohnung eben unaufgeräumt und staubig. Bis zum nächsten Besuch wird sich sicher eine Gelegenheit finden, die herumliegenden Sachen schnell wegzuräumen und Ihre Wohnung von den gröbsten Staubflocken zu befreien.

Ich bin eigentlich ein sehr ordentlicher Mensch. Früher hat es mich regelrecht krank gemacht, wenn die Wohnung nicht aufgeräumt war und kein (hohes) Mindestmaß an Sauberkeit herrschte. Heute – um zwei Kinder und ein paar Erfahrungen reicher – sind meine Erwartungen an Ordnung und Sauberkeit deutlich geschrumpft. Oder sagen wir lieber – ich habe mir Scheuklappen zugelegt.

Das ging nicht von heute auf morgen. Teilweise war das ein sehr schmerzhafter Prozess. Aber mittlerweile kann ich Chaos einfach ausblenden – zu meinem Wohle und dem der ganzen Familie. Es lebt sich in einer etwas unordentlichen, nicht optimal sauberen Wohnung einfach deutlich besser als in einer herausgeputzten, in der übermüdete Eltern Stress verbreiten.

Das Gleiche gilt genauso für alle anderen Erwartungen, die einem das Leben mit kleinen Kindern (zusätzlich) erschweren. Egal ob das Erwartungen sind, die Sie an sich haben oder (noch besser) andere an Sie. Also, runter mit den Erwartungen bzw. her mit den Scheuklappen! Das Leben geht weiter – und das sogar um einiges entspannter.

Organisieren Sie sich Schlaf

Wenn Sie es schaffen, sich tagsüber regelmäßig mit Ihrem Kind hinzulegen, ist das schon einmal sehr gut. Genauso, wenn Sie an den Wochenenden Ihrem Partner das Baby für zwei, drei Stunden überlassen und diese Zeit nutzen, um – mal ganz ohne Verantwortung – zu schlafen. Aber damit ist es meistens nicht getan. Vor allem, wenn Sie seit Monaten eigentlich nie mehr als zwei Stunden am Stück geschlafen haben und sich ein dickes Schlafdefizit aufgestaut hat.

Damit Sie sich richtig erholen, müssen Sie auch ab und zu eine ganze Nacht durchschlafen. Denn nur, wenn Sie mehrere Schlafzyklen ohne Unterbrechung durchleben, entfaltet der Schlaf seine ganze Wirkung. Zur Erinnerung: ein Schlafzyklus besteht aus einer Einschlaf- bzw. Übergangsphase, einer Tiefschlafphase und einer Traumphase – beim Erwachsenen dauert das ganze ca. 90 bis 120 Minuten.

Am besten schicken Sie Ihren Partner mit Baby zu seinen oder Ihren Eltern und schlafen mal ein, zwei Nächte in Ruhe durch. Oder – noch besser – Sie quartieren sich in ein nahe gelegenes Hotel ein. Dann besteht wenigstens auch nicht die Gefahr, dass Sie plötzlich anfangen, statt sich auszuruhen und zu schlafen, irgendwelche Dinge im Haushalt zu erledigen.

Vielleicht müssen Sie sich zu so einem Schritt erst einmal überwinden. Vor allem Müttern fällt es oft schwer, ihre Babys für mehr als zwei Stunden in andere Hände zu geben. Selbst wenn es die des eigenen Partners und Kindsvaters sind … Tun Sie es. Sie werden sehen, es wird alles klappen und es tut allen Beteiligten gut. Ihr Partner wird stolz sein, weil er es geschafft hat, sich ganz ohne Sie um das Baby zu kümmern, Ihr Kind bekommt einen selbstbewussteren Papa und eine erholte Mama und die Großeltern konnten helfen und haben dabei auch noch ihr liebes Enkelkind gesehen.

Falls Sie nachts noch stillen, können Sie zwar Baby und Papa nicht einfach zu den Großeltern schicken, aber zumindest in ein anders Zimmer verlegen. Ihr Partner kann dann Ihr Kleines zum Stillen vorbeibringen und danach wieder abholen – Sie müssen sich um nichts weiter kümmern als ums Schlafen.

Katrin braucht Zeit zum Schlafen

Seit sieben Monaten – so alt ist Lotta jetzt – hat Katrin keine Nacht durchgeschlafen. Das spürt sie inzwischen deutlich. Doch trotz der Erschöpfung freut sie sich wahnsinnig über den Besuch von Anne – eine gute Freundin aus Freiburg. Die Telefonate mit ihr haben Katrin in den letzten Monaten immer sehr geholfen.

Mensch Katrin, Du brauchst mehr Schlaf! So kann das nicht weiter gehen! Was ist mit Christian? Du musst den mehr in die Pflicht nehmen!" Anne und Katrin sitzen bei strahlendem Sonnenschein in einem Straßencafé und lassen es sich gut gehen – ohne Lotta. Die ist bei Christian. Katrin hat drei Stunden „Ausgang" – dann muss sie wieder stillen. „Ja – ich weiß. Ist aber schwierig. Der muss ja früh raus und zur Arbeit." „Und was ist mit dem Wochenende? Da könnte er dir ja regelmäßig Lotta für ein paar Stunden abnehmen, damit du schlafen kannst." Anne lässt nicht locker. „Christian ist ein Morgenmuffel. Der kommt nicht aus den Federn. Und tagsüber machen wir eigentlich immer etwas zu dritt." Katrin merkt selbst, dass sich das alles ziemlich blöd anhört. Sie muss schließlich auch „Arbeiten" – Tag und Nacht. Und morgens um 5.30 Uhr aufstehen macht ihr auch keinen Spaß. Anne dagegen ist tough. Als alleinerziehende Mutter von zwei Söhnen ist sie ganz andere Probleme gewöhnt …

Katrin hat viele Ansprüche, aber keine Zeit

„Ich kann nur hoffen, dass Christian dich auch so verwöhnt, wie du ihn! Und tagsüber – legst du dich da wenigstens mal hin, wenn Lotta schläft?" Katrin schüttelt den Kopf. „Eigentlich nie. Ich komme einfach nicht dazu. Es gibt immer so viel zu tun, aufräumen, kochen, E-Mails … Alles schaff ich eh nie. Wenn ich nur an die ganzen Leute denke, bei denen ich mich melden müsste … Und die Wohnung – ich weiß nicht, wann wir das letzte Mal den Boden gewischt haben. Oder die Millionen von Fotos von Lotta. Ich muss unbedingt ein Fotoalbum zusammenstellen – die ganze Familie wartet darauf!" „Du scheinst echt noch 1 : 1 die Ansprüche an dich zu haben, die du auch vor Lotta hattest. Ganz ehrlich – wenn du so weitermachst, dann klappst du früher oder später zusammen. Weißt du was – wenn du Lust hast, dann lass uns doch mal schauen, was du tun oder besser gesagt lassen könntest, damit du endlich

mal zu ein bisschen mehr Ruhe kommst!"
Katrin weiß gerade nicht, was Anne genau
meint, aber sie spürt, dass es ihr guttut,
dass sich jemand um sie kümmert.

Anne und Katrin schaffen Zeit zum Schlafen

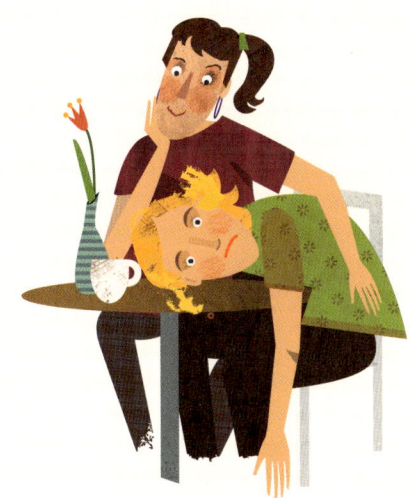

Eine halbe Stunde später ist ein Plan ent-
standen, der zeigt, wie Katrin sich Zeit zum
Schlafen freischaufeln kann, ohne allzu viel
mit ihren Ansprüchen runter zu müssen.

Wenn Lotta wach ist:
- Spülmaschine ausräumen
- Wäsche aufstellen, aufhängen und zusammenlegen
- Kochen
- Aufräumen
- Telefonate

Wenn Lotta schläft:
- Schlafen, Ausruhen
- Körperpflege

Wenn Christian auf Lotta aufpasst:
- Telefonate, zu denen man Ruhe braucht
- E-Mails, Schreibkram, Internet
- Projekte (zum Beispiel Fotoalbum)
- Schlafen, Ausruhen, Körperpflege

Dinge, die nicht mehr oder nicht mehr so oft gemacht werden:
- Bügeln (es werden nur noch Kleidungstü-
  cke gebügelt, die ungebügelt untragbar
  sind; Christians Hemden für die Arbeit
  werden zur Reinigung gebracht)
- Putzen (von dem Geld, das Katrin und
  Christian momentan weniger für Ausgehen und Veranstaltungen ausgeben,
  wird eine Putzkraft engagiert, die alle
  vier Wochen kommt und die Wohnung
  gründlich säubert. Nach Bedarf können
  zwischendurch Bad und Küche geputzt
  und die Wohnung gesaugt werden.)
- Kochen (sonntags wird ein Essensplan
  für die ganze Woche erstellt und es wird
  immer so viel gekocht, dass es gleich für
  zwei Tage reicht. Dementsprechend gibt
  es einmal die Woche einen Großeinkauf.
  Zwischendurch werden nur noch die
  frischen Zutaten zugekauft.)

Katrin fühlt sich erleichtert – sie findet den
Plan super. Jetzt muss sie ihn nur noch
umsetzen!

Auch Eltern haben Einschlafstörungen

Da kommt man schon nicht zum Schlafen, weil das Baby einen ständig auf Trab hält und dann schafft man es nicht einmal zu schlafen, wenn es möglich wäre! Das ist richtig gemein und frustrierend. Aber zum Glück gibt es nicht nur für Babys Einschlafhilfen ...

Ja – auch Eltern müssen manchmal erst wieder das Einschlafen lernen. Wenn man aus dem Schlaf gerissen wurde, aufgesprungen ist, das Kind erfolgreich beruhigt hat und sich dann endlich wieder hinlegt, kann es schon passieren, dass sich das System nicht einfach wieder herunterfahren lässt. Zu diesem denkbar ungünstigen Zeitpunkt schießen plötzlich die unterschiedlichsten Gedanken in den Kopf – was schenken wir der Schwiegermutter zum Geburtstag, brauchen wir noch etwas für unseren Ostseetrip am Wochenende, wie befestige ich am besten das neue Regal im Kinderzimmer, habe ich eigentlich das Fahrrad abgeschlossen ... Wenn Sie dann womöglich auch noch echte Sorgen haben, können Sie sich sicher sein, dass Ihnen die ganz besonders nachts Kopfzerbrechen bereiten werden. Jetzt ist die Zeit gekommen, dass Sie sich Gedanken machen, wie Sie wieder zur Ruhe kommen und friedlich einschlafen.

Entspanntes Einschlafen

Zum Einschlafen muss man entspannt sein (kommt Ihnen bestimmt bekannt vor ...). Wenn Sie mitten in der Nacht nicht wieder einschlafen können, sind sie allerdings nach einer Weile alles andere als gelassen. Sie ärgern sich über sich und versuchen mit aller Gewalt, endlich wieder einzuschlafen. Das was bei Kindern schon nicht funktioniert, klappt auch bei Erwachsenen nicht.

Druck ist einfach kein gutes Schlafmittel. Wälzen Sie sich also nicht endlos im Bett herum, mit der festen Absicht, jetzt sofort einzuschlafen. Stehen Sie lieber auf und lesen oder trinken Sie etwas. Vielleicht tut Ihnen eine warme Milch gut oder auch ein Melissen- oder Lavendel-Tee. Wenn Sie nachtaktiv werden (ob in eigener Sache oder wegen Ihres Kindes), versuchen Sie aber auf jeden Fall, nicht allzu lange Wege zurückzulegen und auch kein grelles Licht anzumachen. Beides aktiviert Ihren Organismus und lässt Sie erst einmal so richtig wach werden.

Vielleicht gibt es aber etwas, das Sie ganz konkret vom Einschlafen abhält und was Sie ändern könnten? Stimmt etwas mit Ihrer Schlafumgebung nicht? Oder grübeln Sie nachts ständig und können deshalb nicht einschlafen? Oder kann es sein, dass Sie einfach nur ein Einschlafritual brauchen, um wieder zur Ruhe zu kommen und sich dem Schlaf hinzugeben?

Schaffen Sie sich Platz und Ruhe

Sind Sie glücklich und zufrieden mit Ihrem Schlafplatz? Vielen Eltern fällt das Einschlafen zum Beispiel schwer, weil sie sich das Schlafzimmer oder auch das Bett mit ihrem Nachwuchs teilen. Wie oft haben mich Füße in meinen Rippen oder schlicht zu wenig Platz vom Einschlafen abgehalten. Andere können nicht schlafen, weil ihr Kind laut atmet oder sonstige seltsame Schlafgeräusche von sich gibt. Wenn die Schlafgewohnheiten Ihres Kindes Sie beim Schlafen stören, können Sie erst einmal probieren, ob sich Ihr Kind ausquartieren lässt. Wenn das nicht so einfach geht oder Sie das auch gar nicht wollen, gibt es andere Möglichkeiten, für etwas mehr Abstand bzw. Stille zu sorgen. Legen Sie zum Beispiel eine Matratze neben Ihr Bett. Auf die können Sie ausweichen oder Ihr Kind einfach dorthin umbetten. Und gegen störende Geräusche helfen Ohrstöpsel. Wenn Ihnen das zu viel ist und Sie Angst haben, dass Sie Ihr Kind gar nicht mehr hören, dann nehmen Sie einfach zwei kleine Wattebausche und stecken sie sich in die Ohren. Die sind nicht so dicht.

Schreiben Sie Ihre Gedanken nieder

Denken und Schlafen passen nicht zusammen. Wenn Sie nachts erst einmal in die Denkfalle getappt sind, ist es schwer, wieder raus zu kommen. Es müssen nicht einmal großartige Sorgen sein, die Sie nachts quälen. Es reicht auch schon ein hartnäckiger Gedanke. Ein Einfall, eine wichtige Erledigung, die noch aussteht oder ein Ereignis, das Sie beschäftigt. Um auf andere Gedanken oder besser gesagt, von den Gedanken weg zu kommen, hilft es oft, ein wenig zu lesen oder kurz fern zu schauen. Das beste Mittel gegen nächtliches Gedankenwälzen ist allerdings Aufschreiben. Am besten ist es, wenn Sie immer einen Block und einen Stift neben Ihrem Bett liegen haben. Sobald Sie nachts wieder ins Grübeln verfallen, nehmen Sie sich den Block zur Hand und schreiben auf, was Sie gerade beschäftigt. Dort sind Ihre Gedanken erst einmal gut aufgehoben und Sie müssen sie nicht mehr in Ihrem Kopf hin und her schieben.

Pflegen Sie ein Einschlafritual

Wer allgemein schlecht abschalten kann, sucht sich am besten ein beruhigendes Einschlafritual. Vielleicht werden Sie ruhiger, wenn Ihnen jemand etwas vorliest oder vorsingt? Das klappt schließlich bei Kindern – warum nicht auch bei Ihnen? Packen Sie sich ein schönes Hörbuch oder eine sanft plätschernde Musik auf Ihren MP3-Player und hören Sie im Bett eine Gutenachtgeschichte oder ein Schlaflied.

Sie können natürlich auch professionelle Entspannungstechniken als Einschlafritual nutzen. Ob Sie sich für Autogenes Training, Progressive Muskelrelaxation nach Jacobsen oder für Atemübungen aus dem Yoga bzw. der Meditation entscheiden, ist Geschmackssache. Für alle gilt aber, dass sie zunächst eingeübt werden müssen, bevor sie funktionieren. Dazu brauchen Sie nicht unbedingt einen Kurs zu besuchen – es gibt hervorragende Anleitungen auf diversen Tonträgern, denen Sie nachts über Kopfhörer folgen können. Wenn Sie die Übungen gut beherrschen, sind Sie in der Lage, sich innerhalb von wenigen Minuten in einen entspannten Zustand zu versetzen – sogar ohne Anleitung.

Oder Sie gehen auf Fantasiereise. Fantasiereisen sind kurze, entspannende Geschichten, in denen Sie die Hauptfigur sind. Sie folgen der Stimme des Sprechers, der Sie durch die Handlung führt und stellen sich alles möglichst plastisch vor. Fantasiereisen erleichtern den Übergang in den Schlaf, indem sie das Bewusstsein auf angenehme, entspannende Vorstellungen lenken. Auch Fantasiereisen sind auf gängigen Tonträgern erhältlich. Der Vorteil an ihnen ist, dass man da nichts üben muss. Sie funktionieren in der Regel sofort. Und wenn Sie der Stimme des Sprechers schon oft gefolgt sind, können Sie die Reise auch alleine antreten.

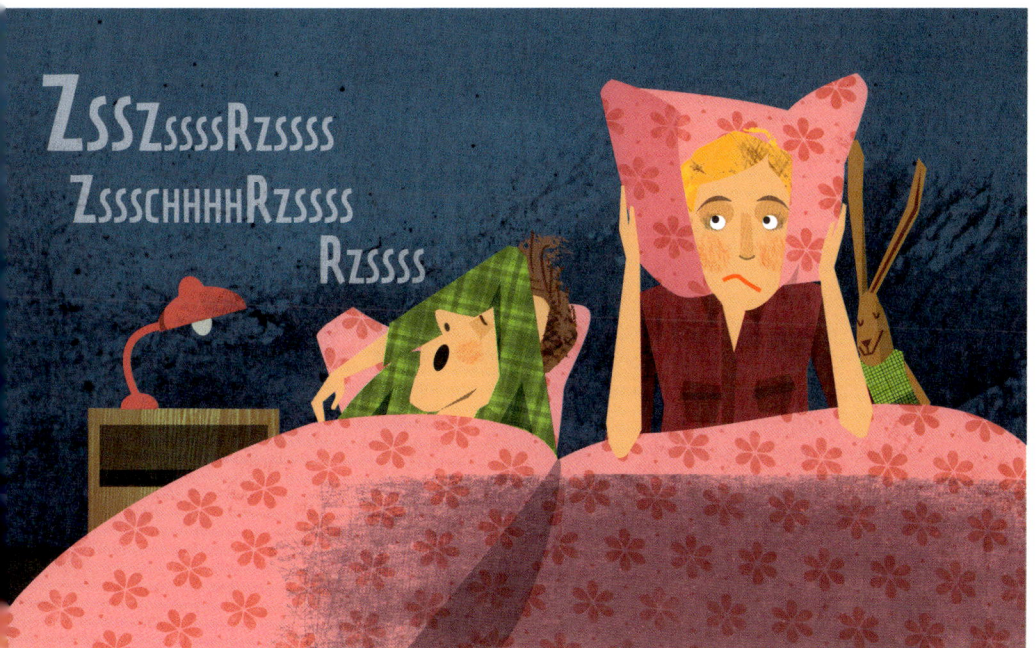

ZssZsssRzssss
ZsssschhhhRzssss
Rzssss

Katrin kann nicht einschlafen

icht genug, dass Lotta mit ihren acht Monaten nachts stündlich aufwacht
nd gestillt oder anderweitig beruhigt werden möchte. Seit zwei Wochen kann
atrin nach dem Stillen nicht wieder einschlafen. Oft liegt sie sogar so lange
ach, bis Lotta das nächste Mal nach ihr verlangt.

ZssZsssRzssss…." Es kann nicht wahr sein. Jetzt fängt Christian auch noch an zu schnarchen. In Katrin steigt eine ungeheure Wut auf. Es ist drei Uhr, mitten in der Nacht. Seitdem Katrin um 23 Uhr ins Bett gegangen ist, ist Lotta schon dreimal wach gewesen und Katrin konnte nach den letz-

ten beiden Malen einfach nicht wieder einschlafen. Und Christian schläft seelenruhig, so als ob nichts wäre. Und dann schnarcht er auch noch. Jetzt reicht's. Katrin packt Christian an der Schulter und rüttelt ihn kräftig durch. „Was ist?", knurrt Christian mit geschlossenen Augen. „Du schnarchst wie eine Kreissäge, Lotta wacht ständig auf und ich kann nicht schlafen. Das ist!" „Oh." Christian öffnet seine Augen. „Das tut mir leid. Soll ich mich ins Wohnzimmer legen?" „Klar, leg dich doch ins Wohnzimmer. Da hast du dann auch schön deine Ruhe und kannst noch besser schlafen! Schön für dich." Katrin ist auf 180. Mittlerweile ist Christian recht wach. „Und was soll ich jetzt machen?" „Ach, ich weiß auch nicht. Auf jeden Fall mit dem Schnarchen aufhören."

Katrin will ihr Einschlafproblem loswerden

Am nächsten Morgen entschuldigt sich Katrin bei Christian für die nächtliche Szene. „Aber weißt du, es ist echt die Hölle, wenn man sowieso schon ständig geweckt wird und dann nicht mal mehr einschlafen kann. Ich muss da was machen, sonst dreh ich durch." Katrin weiß auch schon, wer ihr helfen könnte. Eine Freundin von ihr, Silke, arbeitet mit Menschen, die unter starkem Stress leiden. Die hat bestimmt Ahnung, was man bei Einschlafstörungen tun kann. Sie greift sich gleich das Telefon und ruft Silke an. Nachdem sich Silke Katrins Problem angehört hat, kommt Sie auch direkt mit einer Idee. „Versuch es doch mal mit Fantasiereisen. Ich kann mir gut vorstellen, dass das bei dir funktioniert." Silke empfiehlt Katrin eine CD. Darauf sind verschiedene Fantasiereisen, die von einer Sprecherin erzählt werden und mit angenehmer Musik untermalt sind. „Du musst einfach nur zuhören und dir das vorstellen, was die Sprecherin dir erzählt. Du wirst sehen – Fantasiereisen sind unheimlich entspannend. Danach kannst du bestimmt gut einschlafen." Katrin bestellt sich die CD gleich über das Internet. Am nächsten Tag ist sie da. Sie hört sich alle Geschichten an und sucht sich eine aus, die ihr auf Anhieb gut gefällt. Sie dauert genau zehn Minuten. Die spielt sie auf ihren MP3-Player. Jetzt ist sie gut gewappnet für die nächste Nacht. Es ist so weit. Lotta ist nach dem Stillen wieder eingeschlafen – aber Katrin nicht. Sie nimmt sich den MP3-Player, setzt die Kopfhörer auf und startet ihre Fantasiereise …

„Bähhhhh, bähhhhh …" Lotta ist wieder wach. Katrin greift sich an den Kopf. Da sind noch die Kopfhörer. Sie scheint doch tatsächlich während der Fantasiereise eingeschlafen zu sein!

Wie gehen Mütter in anderen Ländern mit Schlafproblemen um?

chlafprobleme gibt es oft dort, wo Mütter mit ihren Kindern auf sich selbst estellt sind. Außer Riita, die sich allein mit ihrem Mann arrangieren muss, önnen die anderen Mütter bei akutem Schlafdefizit auf die großzügige Unter-tützung aus Familie und Nachbarschaft zählen.

Magdalena aus Polen

Es ist schrecklich, wenn man nachts nicht zu seinem Schlaf kommt und dann auch noch echte Schwierigkeiten beim Einschlafen hat! Daher bemühen wir uns schon früh, dass unsere Kinder durchschlafen. Und wenn wir dringend Schlaf brauchen, dann ist ja zum Glück Oma da, die auf das Baby aufpasst oder uns auch mal den Haushalt abnimmt.

Nicole von der Elfenbeinküste

Wir passen uns an das Baby an – gerade wenn es noch sehr klein ist. Und wenn das Baby schläft, dann schläft auch seine Mutter. Einschlafprobleme wegen der Babys kennen wir eigentlich nicht. Ich glaube, bei uns ist das nicht so ein Problem, da wir viel Unterstützung von der Familie oder von Nachbarn bekommen. Daher haben wir auch einfach nicht so viel Stress wie die Mütter in Deutschland.

Kumiko aus Japan

Bei uns in Japan gibt es eine alte Tradition, die uns Müttern sehr hilft und auch unseren Babys zugutekommt: Nach der Geburt kehrt die frisch gebackene Mutter für sechs Wochen in ihr Elternhaus zurück, wo sie von ihrer Mutter mit Rat und Tat unterstützt wird. Die Großmutter organisiert den Haushalt und die junge Mama kann sich voll und ganz auf ihr Baby konzentrieren und muss sich um nichts anderes kümmern. Aber auch nach den sechs Wochen stehen die Großmütter ihren Töchtern hilfsbereit zur Seite.

Riitta aus Finnland

Ich kenne das schon – nachts nicht wieder einschlafen zu können … Da ist es wichtig, für Entlastung zu sorgen und sich mit seinem Partner die nächtliche Babybetreuung aufzuteilen. Vor allem seitdem ich wieder arbeite, haben mein Mann und ich klare

Vereinbarungen, wer sich wann um unseren Kleinen nachts kümmert oder wer am Wochenende ausschlafen darf. Großeltern in Finnland sind häufig noch berufstätig, so dass wir in unseren Kleinfamilien meistens alleine klarkommen müssen.

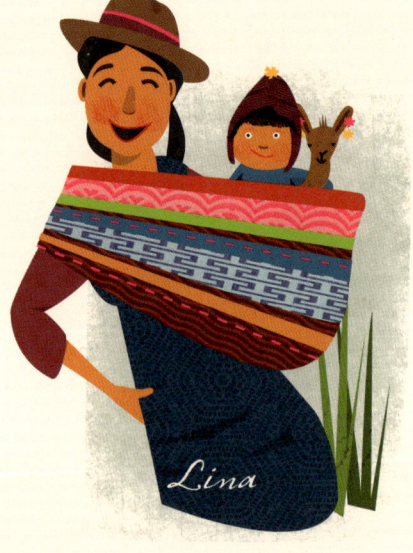

Lina aus Peru

So etwas wäre mit unseren Männern nicht zu machen! Aber wir haben eigentlich auch keine besonderen Schlafschwierigkeiten wegen der Babys. Sicher auch deshalb, weil sich auch bei uns die Frauen aus der Familie oder aus der Nachbarschaft untereinander helfen.

Rajani aus Indien

Ja, dem kann ich mich voll und ganz anschließen – so ist es auch bei uns!

Service für Eltern „Was tun in schlaflosen Nächten?" – Empfehlungen der Autorin

Einfach entspannen mit

- Silent Island Entspannung von Gregor Czempiel. Mit dieser i-Phone App voller Entspannungsmelodien, Natur-Sounds, Diashows und Videos kann man hervorragend im Bett entspannen. Die „Island-Illumination" lässt das Smartphone in den Spektralfarben des Regenbogens aufleuchten – absolut beruhigend!

- Auf dieser Website können Sie sich kostenlos ein einschläferndes Meeresrauschen downloaden: www.schwellenrauschen.de

- Relax2go von Trias: Diese i-Phone App bietet kurze und einfache Übungen zum Relaxen. Welche Übung zu Ihnen passt, können Sie durch einen Test herausfinden.

- Memory (memory® Classic von Ravensburger Digital GmbH) oder Sudoku (+ Sudoku von Mind The Frog Inc.). Nächtliches Memory- oder Sudoku-Spielen auf dem Smartphone macht – zumindest mich – garantiert müde.

- Autogenes Training und Progressive Muskelentspannung vom TRIAS-Verlag: Mit diesem Hörbuch fallen Abschalten und Loslassen leicht.

Bücher lesen

Kurzweilige Erfahrungsberichte zum Schmunzeln

- Bittl, Monika und Neumayer, Silke: **Alleinerziehend mit Mann**. Knaur Verlag, 2012 – schön zu lesen, dass es auch anderen so geht!

- Klinger, Susanne: **Hab ich selbst gemacht – 365 Tage, 2 Hände, 66 Projekte**. Kiepenheuer & Witsch, 2011 – hat mich angeregt, eine Handvoll schöne DIY-Projekte zu starten.

Berührende Plädoyers zum Umdenken

- Juul, Jesper: **Das Familienhaus – Wie Große und Kleine gut miteinander auskommen**. Kösel-Verlag, 2012. Wenn ich Juul lese, wird alles glasklar und so einfach.

- Bergmann, Wolfgang: **Geheimnisvoll wie der Himmel sind Kinder – Was Eltern von Jesus lernen können**. Kösel, 2010. Mir sind bei einem Sachbuch noch nie so oft die Tränen gekommen – keineswegs nur für die Gläubigen unter uns!

Beindruckende (Auto-)Biographien zum Energietanken

- Schwarzer, Alice: **Lebenslauf**. Kiepenheuer & Witsch, 2011. Welch ein pralles Leben! Habe viel erfahren über eine ganz besondere Frau und eine ganz besondere Zeit.

- Strömstedt, Margareta: **Astrid Lindgren – Ein Lebensbild**. Oetinger Taschenbuch, 2012. Kann Kindheit schöner sein?

Amerikanische Fernsehserien schauen

Skurrile Familiensagas

- **Six Feet Under** – Gestorben wird immer. Einfühlsamer können Charaktere nicht dargestellt werden und den tödlichen Einstieg in jede Episode finde ich einfach genial.

- **Die Sopranos**. Ich liebe Mafiageschichten – erst recht, wenn sie menschlich sind.

Bittersüße Frauengeschichten

- **Desperate Housewives**. Auch beim zweiten oder dritten Mal Schauen habe ich noch Spaß an den tiefen Abgründen, die sich in der Wisteria Lane auftun.

- **Sex and the City**. Ich kann mich mit Carrie und Co immer wieder ausgiebig amüsieren.

Detektei-Serien aus den 80ern

- **Moonlighting** – Das Modell und der Schnüffler. Wie habe ich diese Serie geliebt! Der junge Bruce Willis ist einfach super!

- **Remington Steele**. Auch immer wieder schön, meine zweitliebste Serie in den 80/90ern – und der junge Pierce Brosnan ist auch nicht zu verachten.

Kreatives tun

- Stricken – Unter www.woolandthegang.com können Sie sich trendy Stricksets inklusive Wolle, Stricknadeln und Strickmuster zuschicken lassen und ohne großen Aufwand gleich mit dem Stricken loslegen.

- Basteln – Unter www.scrapbook-werkstatt. de finden Sie viele Ideen, wie Sie (endlich!) ein ganz besonderes Fotoalbum für Ihr Kind designen können.

- Kochen – Unter www.effilee.de (oder im gleichnamigen Magazin) können Sie sich kulinarisch inspirieren lassen. Warum nicht auch mal nachts für den nächsten Tag vorkochen?

Nervenfutter konsumieren

Und für besonders harte Nächte schaffen Sie sich am besten gleich zum Beispiel unter www. chocolats-de-luxe.de einen richtig edlen Schokoladenvorrat an.

Oder Sie machen sich Ihr Nervenfutter selbst – ich empfehle French Toast mit Ahornsirup! Hier das Rezept:

- 1 Ei
- 50 ml Milch
- 50 ml Sahne (geht auch nur mit Milch oder nur mit Sahne)
- 2 Scheiben Toast oder Weißbrot (gerne vom Vortag)
- 1 Prise Salz
- eine ordentliche Portion Butter zum Braten
- Ahornsirup

Eier, Milch, Sahne und Salz vermengen. Das Brot in das Gemisch legen und darin einweichen. Die vollgesaugten Brotscheiben in einer beschichteten Pfanne von beiden Seiten goldbraun braten. Anschließend mit Ahornsirup begießen und sofort essen!

Stichwortverzeichnis

**Bibliografische Information
der Deutschen Nationalbibliothek**
Die Deutsche Nationalbibliothek verzeichnet diese Publikation in der Deutschen Nationalbibliografie; detaillierte bibliografische Daten sind im Internet über http://dnb.d-nb.de abrufbar.

Programmplanung: Simone Claß, Astrid Nedbal
Redaktion: Sabine Klonk

Umschlaggestaltung und Layout: CYCLUS · Visuelle Kommunikation, Stuttgart

Bildnachweis:
Umschlag: Daniela Sonntag, Stuttgart
Illustrationen im Innenteil: Daniela Sonntag, Stuttgart

1. Auflage
© 2013 TRIAS Verlag in MVS Medizinverlage Stuttgart GmbH & Co. KG
Oswald-Hesse-Straße 50, 70469 Stuttgart

Printed in Germany

Satz und Repro: CYCLUS · Media Produktion, Stuttgart
gesetzt in Indesign CS 6
Druck:AZ Druck und Datentechnik GmbH, Kempten

Gedruckt auf chlorfrei gebleichtem Papier

ISBN 978-3-8304-6517-1   1 2 3 4 5 6

Auch erhältlich als E-Book:
eISBN (PDF) 978-3-8304-6518-8
eISBN (ePub) 978-3-8304-6519-5

Wichtiger Hinweis: Wie jede Wissenschaft ist die Medizin ständigen Entwicklungen unterworfen. Forschung und klinische Erfahrung erweitern unsere Erkenntnisse, insbesondere was Behandlung und medikamentöse Therapie anbelangt. Soweit in diesem Werk eine Dosierung oder eine Applikation erwähnt wird oder Ratschläge und Empfehlungen gegeben werden, darf der Leser zwar darauf vertrauen, dass Autoren, Herausgeber und Verlag große Sorgfalt darauf verwandt haben, dass diese Angaben dem Wissensstand bei Fertigstellung des Werkes entsprechen, jedoch kann eine Garantie nicht übernommen werden. Eine Haftung des Autors, des Verlags oder seiner Beauftragten für Personen-, Sach- oder Vermögensschäden ist ausgeschlossen.

Geschützte Warennamen (Warenzeichen) werden nicht besonders kenntlich gemacht. Aus dem Fehlen eines solchen Hinweises kann also nicht geschlossen werden, dass es sich um einen freien Warennamen handelt.

Besuchen Sie uns auf facebook!
**www.facebook.com/
mama.mag.trias**

SERVICE

Liebe Leserin, lieber Leser,

hat Ihnen dieses Buch weitergeholfen? Für Anregungen, Kritik, aber auch für Lob sind wir offen. So können wir in Zukunft noch besser auf Ihre Wünsche eingehen. Schreiben Sie uns, denn Ihre Meinung zählt!

Ihr TRIAS Verlag
E-Mail Leserservice: heike.schmid@medizinverlage.de
Lektorat TRIAS Verlag, Postfach 30 05 04, 70445 Stuttgart, Fax: 0711 89 31-748

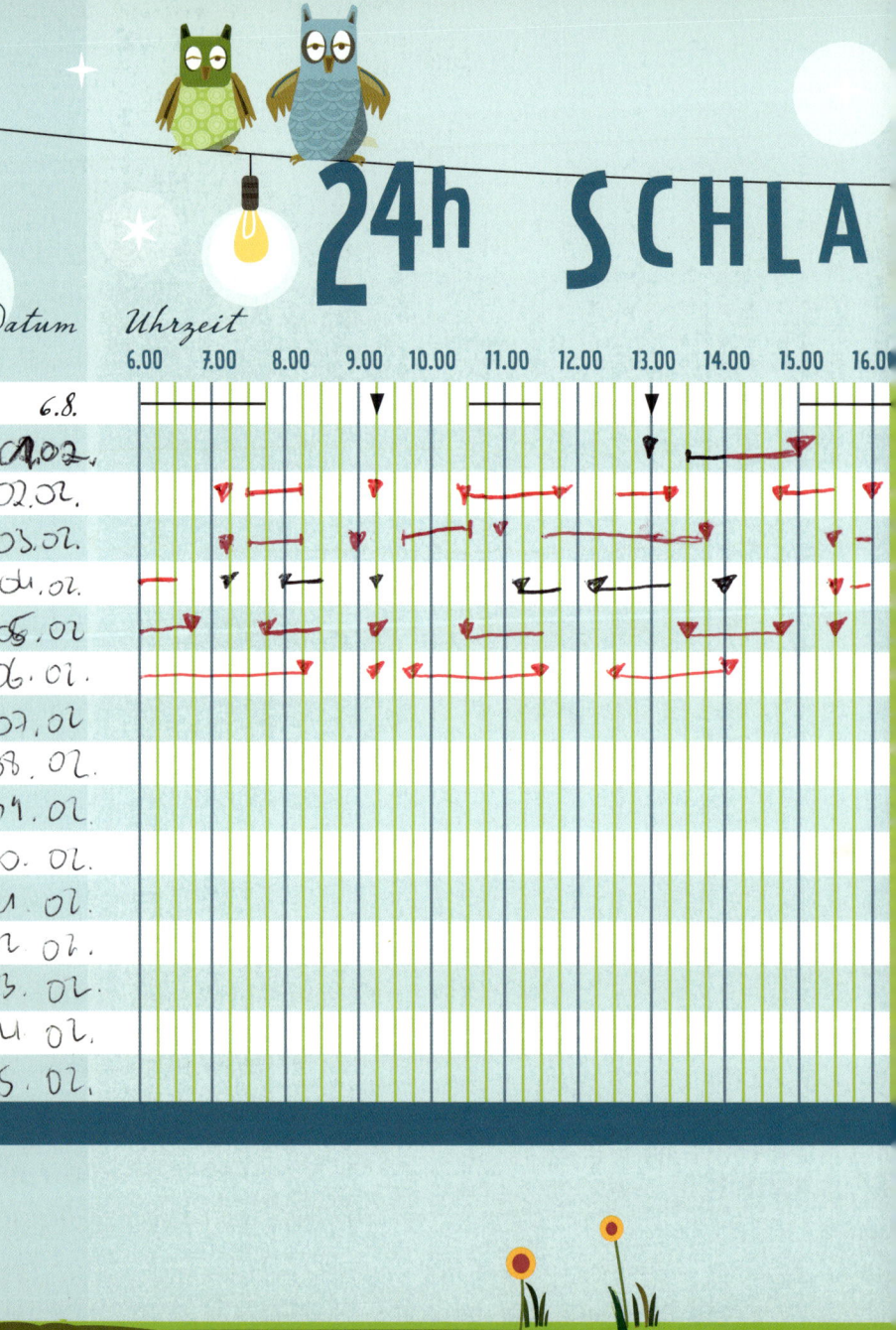

24h SCHLA

Datum	Uhrzeit 6.00	7.00	8.00	9.00	10.00	11.00	12.00	13.00	14.00	15.00	16.00
6.8.											
01.02.											
02.02.											
03.02.											
04.02.											
05.02											
06.02.											
07.02											
08.02.											
09.02.											
10.02.											
11.02.											
12.02.											
13.02.											
14.02.											
15.02.											

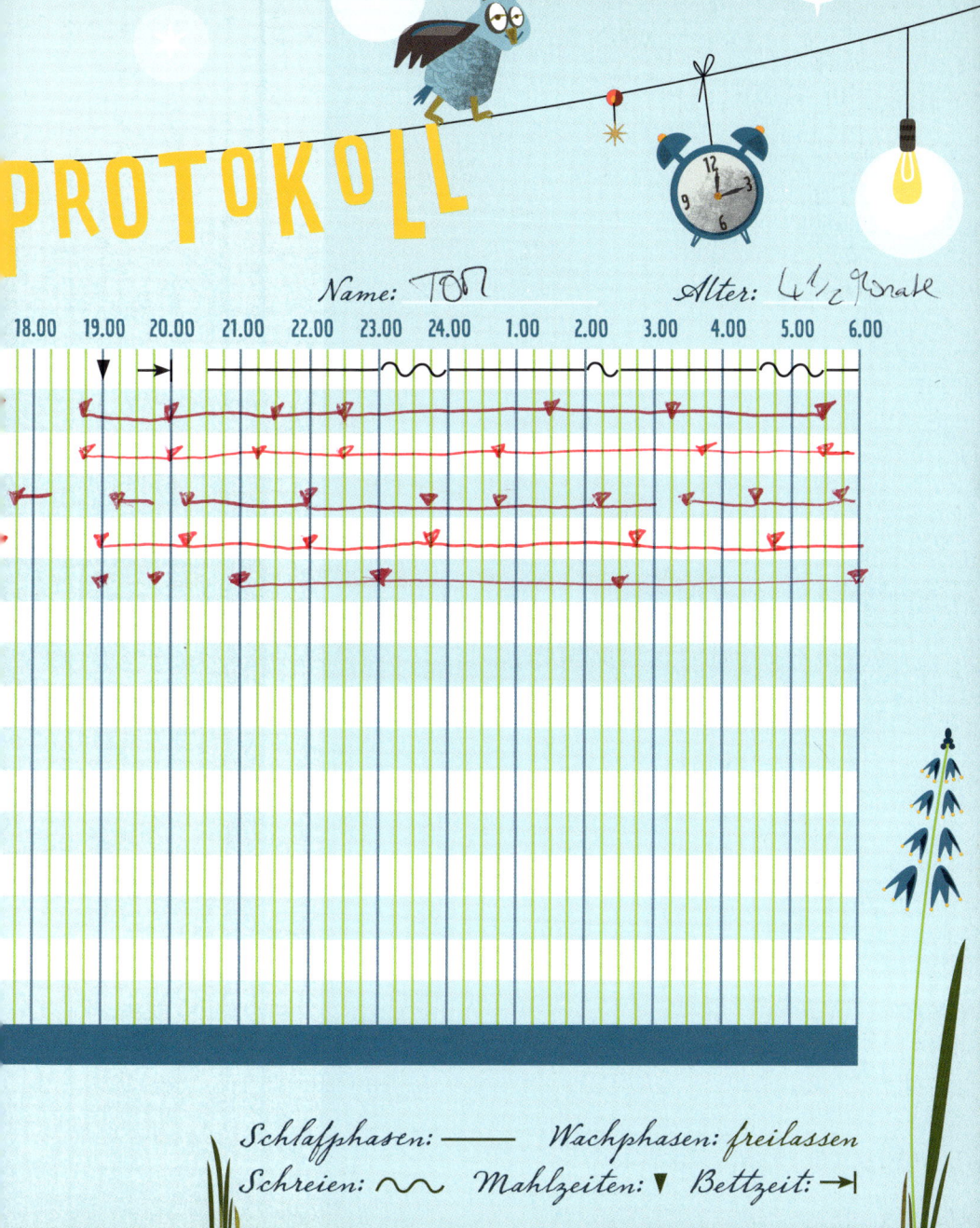

PROTOKOLL

Name: Ton   Alter: 4 1/2 Wrale

| 18.00 | 19.00 | 20.00 | 21.00 | 22.00 | 23.00 | 24.00 | 1.00 | 2.00 | 3.00 | 4.00 | 5.00 | 6.00 |

Schlafphasen: —— Wachphasen: freilassen
Schreien: ~~ Mahlzeiten: ▼ Bettzeit: ➞|

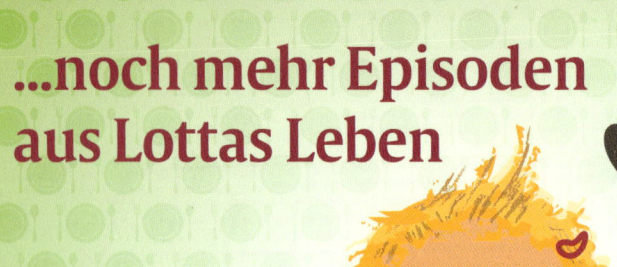

...noch mehr Episoden aus Lottas Leben

▸ **LOTTA SCHMECKT'S!**

Lotta schreit, macht nur Quatsch, weigert sich, mag keinen Brei –
das sind Szenen, die Eltern kennen. Wie es Lotta dennoch schmeckt,
das lesen Sie in diesem, etwas anderen Ernährungsbuch...

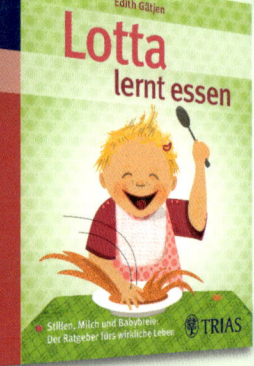

Edith Gätjen
Lotta lernt essen
142 Seiten, 35 Zeichnungen
€ 14,99 [D] / € 15,50 [A] / CHF 21,–
ISBN 978-3-8304-3865-6

Titel auch als E-Book